제 4 판

전립선 바로알기

전립선 바로알기

제 4 판

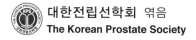 대한전립선학회 엮음
The Korean Prostate Society

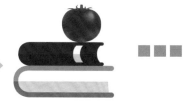
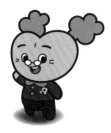

일조각

제4판을 내면서

　전립선염, 전립선비대증, 전립선암 등의 전립선 질환은 수많은 남성들이 겪는 질병이지만, 정확한 정보와 이해의 부족으로 인해 부적절한 치료를 받거나 치료 시기를 놓치는 경우들이 많았습니다. 이에 대한전립선학회에서는 전립선 건강에 대한 제대로 된 정보를 일반인들에게 알리기 위해『전립선 바로알기』를 2006년 발간했습니다. 이후 2009년, 2014년 개정에 이어 이번에 4판을 출간하게 되었습니다.

　제4판에서는 현재의 진료 지침에 맞게 내용을 업데이트했고, 논란의 여지가 있는 부분들은 확인된 사실에 입각하여 수정하고 추가했습니다. 또한 일반인들에게는 불필요한 전문적인 내용은 삭제하고, 2014년 3판 출간 이후 새로 출시된 신약들과 새로운 수술법에 대한 내용을 보강하여 전문 치료에 대한 일반인들의 이해를 돕고자 했습니다. 그뿐만 아니라 최근 관심이 높아지고 있는 보완대체의학 관련 장을 신설하여 일반인들의 눈높이에 맞는 안내서가 되도록 구성했습니다.

　인터넷과 방송 등을 통해 무수히 쏟아져 나오는 부정확한 정보와 상업적 광고의 홍수 속에서 전립선 건강과 관련한 정확한 정보를 전달하여 남성들을 보호하고 전립선 건강을 지키기 위해서 이 책은 최선의 선택이 될 것이라고 자부합니다.

　이번 4판의 출간에 애정을 가지고 힘써 주신 중앙보훈병원 김윤범 간행이사님께 진심으로 감사드리며, 함께 수고해 주신 모든 간행위원님들에게도 고마운 마음을 전합니다. 그리고 보완대체의학 분야를 집필해 주신 동아의대 김태효 교수님께도 감사를 드립니다. 또한 의학도서 분야 출판에 사명감을 가지고 이 책의 출판을 흔쾌히 허락해 주신 일조각에도 감사의 말씀을 드립니다.

　이 책이 많은 분들에게 전립선 질환의 적절한 예방과 조기진단, 최적의 치료에 대한 정확한 정보를 제공하는 데 큰 도움이 되기를 바랍니다.

대한전립선학회 회장 서성일

추천의 글

　전립선은 정액의 일부를 만들어 남성의 생식과 성기능에서 중요한 역할을 합니다. 그러나 중년 이후에는 전립선비대증으로 인해 배뇨장애가 생기기도 하며, 최근에는 국내 남성암에서 전립선암이 3위를 차지하는 등 전립선 건강에 대한 중요성이 강조되고 있습니다. 10~20년 전만 해도 신체의 은밀한 부위라고 생각해서 환자들이 공개적으로 말하는 것을 꺼리는 분위기도 있었지만, 현재는 대한전립선학회를 비롯한 비뇨의학과 전문의들의 노력으로 의료정보가 교류되고 인식이 개선되어 환자들이 적극적으로 치료받는 분위기가 만들어진 것 같습니다.

　전립선에 생길 수 있는 질환으로는 전립선비대증, 전립선염, 전립선암 등을 들 수 있는데, 우리나라에서도 평균수명의 증가와 식생활의 서구화로 전립선 질환의 빈도가 크게 늘어나고 있습니다. 최근 진단 검사 방법의 발전과 로봇수술장비, 새로운 약물치료제 등 치료법의 개발로 전립선 질환과 관련된 지식은 하루가 다르게 변하고 있습니다. 반면 미디어나 인터넷 광고를 통해 접하는 전립선 질환에 도움이 된다고 하는 건강기능식품이나 생약제제, 민간요법 등은 효과나 안전성이 검증되지 않았거나 부작용이 생길 수 있으므로 건강에 관심이 매우 높은 일반인들에게는 오히려 독이 될 수 있습니다.

『전립선 바로알기』는 환자뿐 아니라 일반인들에게 전립선 건강에 대한 올바른 지식을 전달하기 위해 대한전립선학회에서 2006년 처음 발간했습니다. 이후 여러 정보를 업데이트하며 2009년 2판, 2014년 3판을 출간했고, 2023년 최신 지식을 담아 4판을 발간하게 되었습니다. 진심으로 축하드립니다.

이번 4판에는 최신의 다양한 정보를 담았을 뿐만 아니라 환자들이 궁금해하는 사항들을 좀 더 세분화하여 보강했습니다. 전립선 질환 관련 진료지침이 국외 및 국내 여러 학회를 통해 계속 업데이트되고 있어 이에 맞게 수정 또는 추가했으며, 신약들과 새로운 수술법에 대한 내용도 보완했습니다. 무엇보다도 일반인들의 관심이 많은 전립선에 좋은 음식이나 생약제제 등의 보완대체의학과 관련된 장을 새롭게 추가했습니다.

『전립선 바로알기』 제4판은 진료와 연구에서 활발하게 활동하고 있는 중견 비뇨의학과 교수들과 전문의들이 본인의 진료 경험을 바탕으로 집필한 것입니다. 각종 전립선 질환으로 고통 받는 환자들은 물론, 이분들의 가족과 전립선 질환에 관심이 있는 분들께 전립선 건강을 위한 좋은 길잡이가 될 것으로 생각합니다.

감사합니다.

대한비뇨의학회 회장 홍준혁

집필진(가나다 순)

강택원	전남대학교 의과대학	**고준성**	가톨릭대학교 의과대학
구교철	연세대학교 의과대학	**권세윤**	동국대학교 의과대학
권택민	울산대학교 의과대학	**김병훈**	계명대학교 의과대학
김성대	제주대학교 의과대학	**김원태**	충북대학교 의과대학
김윤범	중앙보훈병원	**김재헌**	순천향대학교 의과대학
김태효	동아대학교 의과대학	**김형준**	건양대학교 의과대학
류재현	중앙보훈병원	**박재영**	고려대학교 의과대학
박재원	일산병원	**박종욱**	원자력의학원
박홍주	강원대학교 의과대학	**서원익**	인제대학교 의과대학
송상훈	울산대학교 의과대학	**송필현**	영남대학교 의과대학
오진규	가천대학교 의과대학	**윤석중**	충북대학교 의과대학
윤종현	국립의료원	**유창희**	평택성모병원
이민호	창원한마음병원	**이소연**	명지병원
이승주	가톨릭대학교 의과대학	**이승환**	연세대학교 의과대학
이정우	경희대학교 의과대학	**이학민**	서울대학교 의과대학
전황균	성균관대학교 의과대학	**정재승**	인제대학교 의과대학
정재영	국립암센터	**정창욱**	서울대학교 의과대학
정현철	한림대학교 의과대학	**조문기**	원자력의학원
조인창	국립경찰병원	**최세민**	경상대학교 의과대학
최승권	서울의료원	**최영효**	가톨릭대학교 의과대학
최중원	중앙대학교 의과대학	**최창일**	한림대학교 의과대학
최태수	경희대학교 의과대학	**하유신**	가톨릭대학교 의과대학
하윤석	경북대학교 의과대학	**한병규**	퍼펙트비뇨의학과
한준현	한림대학교 의과대학	**홍성규**	서울대학교 의과대학

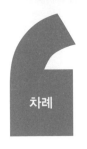

차례

SECTION

전립선

SECTION

전립선비대증

SECTION III
전립선염

SECTION IV
전립선암

SECTION

보완대체의학

Q&A

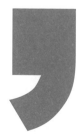

SECTION I

전립선

CHAPTER 1

전립선의
구조와 기능

전립선前立腺은 '앞에 서 있는 분비선'이란 뜻입니다. 영어로는 'prostate'인데, '앞에 서 있다'는 뜻의 그리스어인 'prostates'에서 유래합니다. 이 명칭은 기원전 300년경 그리스의 의학자 헤로필로스Herophilus가 '고환 앞에 서 있는 장기'라는 의미로 지었다고 알려져 있습니다.

전립선은 남성에게만 있는 장기로, 크기는 작지만 사정과 발기, 배뇨에 관여하며, 소변과 정액의 통로가 되는 요충지에 위치해 있는 중요한 기관입니다. 따라서 소변과 정액은 전립선을 통과하지 않고는 배출될 수 없으므로, 전립선에 문제가 생기면 배뇨와 사정할 때 어려움을 야기할 수 있습니다. 또한 성생활에서도 문제가 발생하여 남성들의 삶의 질을 떨어뜨리는 직접적인 원인이 되기도 합니다.

1 전립선이란?

전립선 위쪽에는 방광이 있고, 아래쪽에는 요도조임근이 있는 비뇨생식가로막이 있으며, 전립선 뒤쪽에는 직장이 있습니다. 또한 전립선의 앞쪽은 치골전립선인대라는 단단한 막으로 뼈와 연결되어 고정되어 있습니다(그림1-1). 전립선은 요도를 둘러싸고 있는데 전립선을 통과하는 요도 부위를 전립선요도라고 합니다. 전립선의 뒤쪽 윗부분에는 주머니 모양의 정낭이라는 장기가 있는데, 여기에서는 정액의 3분의 2가량을 구성하는 정낭액이 생산됩니다. 태어날 때 전립선의 크기는 완두콩 크기로 매우 작지만 2차 성징 이후 20대 후반까지는 매년 1.6mL씩 성장하여 20mL 정도인 호두알 크기에 이르게 되고, 30세 이후부터는 매년 0.4mL씩 서서히 커지게 됩니다.

전립선은 남성 생식기능을 담당하는 기관으로, 전립선액Extract Prostatic Secretion; EPS이 만들어지는데 전립선액에는 여러 가지 영양분이 포함되어 있어 정자의 생존에 중요하며 정자에 운동에너지를 제공합니다. 고환에서 생산되는 정자는 아주 미숙하고 자체의 운동성도 없어 생식능력이 없지만, 정액과 섞임으로써 활동성을 가지게 되며 난자를 만날 때까지 먼 여행을 하는 동안 에너지를 공급받게 됩니다. 따라서 정자가 여성의 자궁에 도달해 난자와 결합하여 임신이 가능하기 위해서는 전립선액이 반드시 필요합니다. 또한 전립선의 중요한 기능 중 빼놓을 수 없는 한 가지는 살균 작용

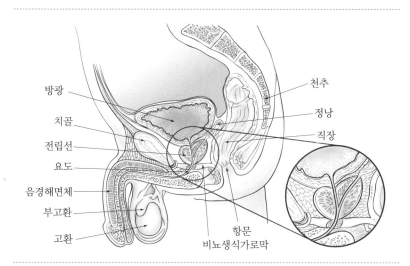

그림 1-1 전립선과 주위 장기 전립선의 위쪽에는 방광이 있고, 앞쪽에는 치골, 뒤쪽에는 직장이 있습니다.

입니다. 전립선액에 들어 있는 구연산과 아연이 살균 작용을 하여 정자를 감염으로부터 보호할 뿐만 아니라, 외부로부터의 세균감염에 대한 방어벽을 만들어 요도, 전립선, 방광과 부고환 등이 안전할 수 있게 보호하는 역할을 합니다. 따라서 성인 남성에서 요로감염이 여성보다 적은 이유도 전립선액의 살균기능과 밀접한 관련이 있습니다.

전립선에서 분비되는 각종 단백질 중 전립선특이항원Prostate Specific Antigen; PSA은 가장 중요한 단백질로, 정액이 엉겨 있는 덩어리를 용해하는 작용을 하는데 전립선의 구조가 파괴될 때 증가하게 됩니다. 특히 전립선특이항원이 중요한 이유는 간단한 혈액검사로도 쉽게 측정할 수 있어서 전립선암을 진단하고 치료 결과를 추적하며 재발 여부를 빨리 진단하는 데 유용하게 이용될 수 있다는 점입니다. 전립선은 방광에 접해 있고 요도를 감싸고 있는 특징적인 구조 때문에 대부분의 남성들은 전립선에 문제가 생기면 배뇨에 고통을 받고, 삶의 질에 크게 영향을 받습니다.

전립선 건강을 위협하는 대표적인 질환으로 전립선비대증, 전립선염, 전립선암을 들 수 있습니다. 전립선비대증과 전립선암은 노령화 사회가 진행됨에 따라 환자가 가파르게 증가하고 있는 질환이지만, 전립선염은 청년기부터 많이 발생하는 매우 흔한 질환입니다. 전립선에 실제로 문제가 생겨 고통을 겪기 전에는 소중함을 실감하기 어려우므로, 건강한 전립선을 유지하는 것이 건강한 삶을 누릴 수 있는 조건 가운데 하나임을 잊지 말아야 하겠습니다.

2 요도와 정낭

소변과 정액의 배출구인 요도는 방광의 출구부터 음경 귀두부까지 뻗어 있으며, 성인 요도의 평균 길이는 15~20cm입니다. 그러므로 밖에서 보이는 음경요도뿐만 아니라 안쪽으로도 상당히 긴 길이의 요도가 더 있는 것입니다. 남성 요도는 크게 몸 안쪽부터 전립선요도, 막요도, 구부요도, 음경요도 네 부분으로 구분할 수 있습니다 (그림 1-2). 전립선요도는 전체 요도 중 소변이 닿는 첫 부분으로 전립

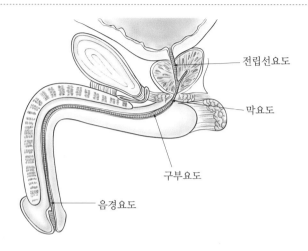

그림 1-2 남성 요도 남성의 요도는 방광 아래쪽에서부터 전립선요도, 막요도, 구부요도, 음경요도로 나뉩니다.

선으로 싸여 있으며 평균 길이는 3cm입니다. 그다음 부분은 막요도인데, 소변을 통제할 수 있는 요도조임근이 있는 부분으로 비뇨생식가로막이 있기 때문에 막양부라고 불립니다. 막요도 다음 부위인 공처럼 둥근 모양의 요도해면체가 있는 부위를 구부요도라 부르고, 몸 밖으로 돌출되어 있는 음경이 있는 가장 긴 마지막 부위를

요도조임근
막요도의 요도조임근은 자신의 의지대로 수축할 수 있어 소변을 보다가도 스스로 멈출 수 있는 것은 이 때문인데, 이 부분이 손상되면 요실금이 생기게 됩니다.
해면체
탄성섬유를 함유하는 두껍고 튼튼한 결합조직으로, 음경 내부에는 좌우에 2개의 음경해면체와 아래쪽에 요도해면체가 있습니다.

음경요도라고 합니다.

　정낭은 방광의 뒤쪽 아랫부분에 위치하는 한 쌍의 주머니로, 정액의 3분의 2가량을 차지하는 정낭액을 생산합니다. 정상인이 1회 사정할 때 배출되는 정액의 양은 대략 2~6mL 정도입니다. 이 중 50~80%는 정낭에서, 15~30%는 전립선에서 분비되며, 나머지는 요도 주위에 있는 쿠퍼선Cowper gland의 분비액과 고환에서 생성되는 정자입니다. 대개 정관수술을 받아 정자가 나오는 관을 막으면 정액도 나오지 않을 것이라 생각하는데, 실제로는 사정할 때 정액에서 정자가 차지하는 부분은 5% 이하로 소량에 지나지 않으므로 정관수술 후에도 정액의 양에는 별 변화가 없습니다. 정자는 고환에서 만들어져 부고환을 지나면서 성숙되고 운동성도 갖게 됩니다. 부고환을 모두 통과한 정자는 정관을 지나 끝부분에 팽창되어 있는 정관 말단팽대부에 저장되어 있다가 사정할 때에 정낭 분비물과 함께 사정관을 통해 전립선요도로 배출됩니다. 사정되는 정액의 처음 부분은 아주 연한 유백색으로 전립선에서 나온 것이 대부분이고, 후반부는 주로 고환에서 배출된 것인데 조금 노란색을 띠고 있으며 한천처럼 몽글몽글합니다. 이 혼합액 속에서 정자는 생명력을 가지고 운동성을 유지하게 됩니다.

부고환

부고환은 고환 옆에 붙어 있는 길이 5cm의 작은 기관으로, 내부는 실처럼 가늘지만 길이가 6m나 되는 긴 관으로 구성되어 있습니다. 그러므로 부고환에 문제가 생기면 가는 관이 막혀서 정자가 없는 무정자증이 될 가능성이 높습니다.

3 전립선 해부학

전립선은 전방섬유근육기질Anterior Fibromuscular Stroma, 말초구역,
중심구역, 이행구역, 전전립선조임근이라는 다섯 개 구역으로 나
누어집니다(그림 1-3). 이 중 말초구역은 분비기능을 가진 세포들이
많고 전립선암과 전립선염이 가장 많이 발생하는 부분이므로, 전
립선초음파검사를 시행할 때 이 부위에 이상 소견이 있는지를 자
세히 관찰합니다. 반면 전립선비대증은 대부분 이행구역에서 발생
하므로 수술이 필요한 경우에는 이곳을 절제하여 폐색을 해소시켜
줍니다.

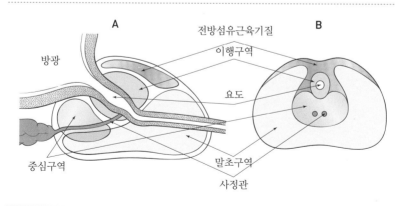

그림 1-3 **전립선 구역 해부** **A.** 옆에서 본 모습. **B.** 앞에서 본 모습. 전립선비대증
이 주로 발생하는 이행구역은 요도 주위를 둘러싸고 있습니다. 전립선암은 대부분 말
초구역에서 발생합니다.

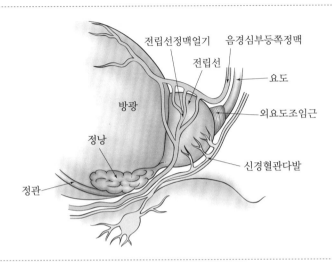

그림 1-4 전립선의 정맥혈류와 신경혈관다발 정맥혈은 여러 개의 혈관들로 이루어진 전립선정맥얼기를 이루었다가 음경심부등쪽정맥과 합류하여 더 큰 정맥으로 흘러갑니다. 전립선의 양쪽 후외측으로 요자제, 발기에 중요한 신경혈관다발이 지나갑니다.

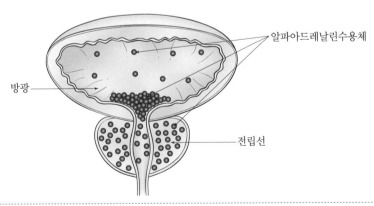

그림 1-5 전립선의 알파아드레날린수용체 알파아드레날린수용체는 정상적으로는 요도를 조여서 요실금을 막아 주는데, 전립선비대증이 있을 때는 비정상적으로 많이 조여 소변 볼 때 요도가 잘 벌어지지 않게 합니다.

전립선 동맥혈류의 주 공급원은 전립선동맥이며, 전립선의 정맥혈류는 전립선정맥얼기를 이루고, 이는 음경심부등쪽정맥과 연결되어 더 큰 정맥으로 흘러갑니다(그림 1-4). 신경혈관다발이 전립선의 양쪽 후외측으로 지나가는데, 이는 남성의 발기에 중요한 역할을 합니다. 그러므로 전립선암을 치료하기 위해 근치전립선절제술을 받으면 보통 발기부전이 발생하는데, 암의 병기 및 분화 정도에 따라 고위험도 전립선암의 경우는 신경혈관다발을 보존할 수 없으므로 발기부전 가능성이 매우 높습니다. 전립선에는 교감신경과 부교감신경이라는 자율신경이 모두 작용하는데, 특히 방광경부와 전립선요도를 조여 주는 역할을 하는 알파아드레날린수용체가 많이 분포되어 있습니다. 따라서 전립선비대증의 치료에 알파아드레날린 차단제를 투여하면 이 부위를 확장시키므로 배뇨증상을 완화시켜 주게 됩니다(그림 1-5).

CHAPTER 2

전립선 때문에 발생하는 증상들

"젊었을 때는 오줌발이 시원했는데, 이제는 잘 나오지도 않고 발등에 떨어져요", "밤에 오줌이 마려워 서너 번은 깨지만 막상 변기 앞에 서면 오줌이 시원하게 나오지 않아요" 등 전립선비대증 환자들은 이런 불만을 자주 호소합니다. 이와 같이 배뇨와 관련해 나타나는 증상들을 통틀어 하부요로증상이라고 하는데 이는 방광의 배뇨근기능이 저하되어 발생하기도 하지만 대부분 전립선비대증과 직간접적으로 관련이 있습니다.

남성이 소변을 원활하게 보려면 신장에서 만들어진 소변을 일정 기간 저장하는 방광기능이 정상이어야 하고, 또 이를 배출하는 통로인 전립선요도 및 그 이하 부위 요도에 막힘이 없어야 합니다. 그런데 중년 이후가 되면 전립선이 점점 커져 요도를 압박하게 되어 상대적으로 요도가 좁아져 소변줄기도 가늘어지고, 방광이 자극을 받아 소변을 누는 횟수가 증가하는 등의 증상이 나타날 수 있습니다. 이런 증상들은 삶의 질을 저하시킬 뿐만 아니라, 더 나아가 급성요저류나 재발성요로감염, 재발성혈뇨, 신장기능 저하, 방광결석과 같은 합병증을 유발할 수도 있습니다.

1 전립선비대증과 관련한 하부요로증상

중년 이후 배뇨와 관련해서 나타나는 증상들을 통틀어 하부요로증상이라고 합니다. 이는 방광 자체의 기능이 부실해져 발생하기도 하지만 대부분의 증상들이 전립선비대증의 직간접적인 영향 때문에 나타날 수 있으며, 다음과 같은 증상을 호소합니다(그림 2-1).

① 약한요류(세뇨): 소변줄기가 약하거나 가늘다.
② 잔뇨감: 소변을 본 후에도 소변이 방광에 남아 있는 것 같은 느낌이 든다.
③ 소변주저(지연뇨): 소변을 볼 때 힘을 줘야 하거나 기다려야 한다.
④ 단속뇨: 소변을 볼 때 소변이 잠시 멈추었다가 다시 시작된다.
⑤ 빈뇨: 소변을 본 후 2시간 내에 다시 소변을 본다. 또는 하루에 8회 이상 소변을 본다.
⑥ 요절박: 소변이 마려울 때 참기 어렵다.
⑦ 야간뇨: 밤에 자다가 소변을 보기 위해 한 번 이상 잠에서 깬다.

빈뇨, 요절박, 야간뇨 증상은 주로 전립선이 커져 방광을 자극하거나 또는 방광의 저장기능에 이상이 생겨서 발생하며, 약한요류(세뇨), 잔뇨감, 소변주저(지연뇨), 단속뇨 증상은 주로 방광의 수축력이 저하되거나 전립선비대증으로 인해 출구가 막혀서 발생합니다.

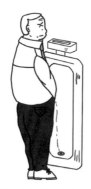

소변줄기가 가늘어짐

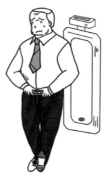

소변을 보고 나서도 시원하지 않음

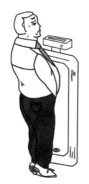

힘을 주어야 소변이 나옴

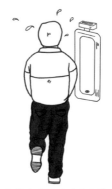

소변이 자주 마렵거나 참기 힘듦

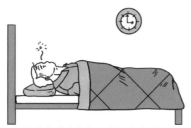

자다가 일어나서 소변을 봐야 함

그림 2–1 전립선비대증과 관련한 하부요로증상 전립선비대증이 있는 환자들은 약한 요류(세뇨), 잔뇨감, 소변주저(지연뇨), 단속뇨, 빈뇨, 요절박, 야간뇨 등의 다양한 배뇨증상을 호소합니다.

　이와 같은 하부요로증상 외에 일반인들이 잔뇨로 오인하고 있는 증상으로 '배뇨말점적'이 있습니다. 이는 소변을 다 보고 난 후 남성들이 바지 지퍼를 올릴 때 요도에 남아 있던 소변이 나와 속옷을 적시거나 허벅지 안쪽까지 흘러 불쾌감을 느끼게 되는 증상입니다. 성인 남성의 요도 길이는 약 20cm 정도인데, 소변을 조절하는 요도조임근 이하 부위가 약 17cm 정도로 깁니다. 따라서 배뇨가 다 끝난 후 요도조임근이 닫히면 요도에 남아 있는 소변을 다 털어 버려야 깨끗해지는데, 이때는 방광의 수축력이나 전립선의 폐색보다 요도의 수축력이 더 많이 관여합니다. 배뇨말점적은 나이가 들어감에 따라 요도의 근육이 약화되어 요도에 남아 있는 소변이 완전히 빠지지 않거나, 혹은 바지를 충분히 내리지 않아 회음부가 눌린 상태에서 배뇨했다던지, 적은 양의 소변을 배출할 때 방광이 충분히 수축하지 않아 발생하는 것으로 생각합니다. 그러므로 배뇨말점적은 배뇨가 다 끝난 후에도 방광 내에 상당량의 소변이 남아 있는 '잔뇨'와는 다른 것으로 이해해야 합니다.

　최근 식습관 및 생활 방식의 급격한 서구화로 증가되는 비만, 당뇨 외에도 고혈압, 이상지질혈증을 포함한 인슐린 저항성에 의한 이차적인 고인슐린혈증의 통칭인 대사증후군에 대한 관심이 점점 높아지고 있습니다. 대사증후군과 전립선비대증과의 공통점은 연령이 증가할수록 발생 빈도가 증가하며, 개인의 호르몬 환경이 변한다는 점입니다. 대사증후군으로 인해 변화된 호르몬 환경과 인슐린의 증가는 전립선의 성장을 촉진하고, 교감신경을 활성화시켜 전립선요도와 방광에 분포하는 평활근의 수축을 유발하여 전립선비대증과 관련된 하부요로증상을 일으킬 수 있습니다.

만약 전립선비대증이 적절한 시기에 치료되지 않고 계속하여 진행되면 급성요저류나 재발성요로감염, 재발성혈뇨, 신장기능 저하, 방광결석과 같은 합병증이 발생될 수 있습니다. 따라서 하부요로증상이 있는 중년 이후 남성들은 반드시 비뇨의학적 검사를 통해 전립선비대증에 대한 적절한 치료를 받아야 합니다.

대사증후군
고혈압, 복부비만, 이상지질혈증, 당뇨 등 심혈관 질환의 여러 위험요인이 동시다발적으로 나타나는 현상을 말한다.

SECTION II

전립선비대증

CHAPTER 3

전립선비대증에 대한 기본적 이해

남성에서 비대해진 전립선이 소변이 나오는 통로인 요도를 압박하게 되면 소변 보기가 불편한 배뇨장애가 생기게 됩니다. 노화와 남성호르몬으로 인해 전립선이 커지면 방광에서 요도로 소변을 배출할 때 저항이 커져 배출 속도가 느려지고, 방광은 소변을 내보낼 때 더 높은 압력이 발생하기 때문에 점점 기능이 저하되고 비정상적인 형태로 변하게 되어 여러 증상들이 발생합니다.

우리나라 40대 이상 남성 4명 중 1명꼴로 전립선비대증 및 이로 인한 증상을 호소하는데, 이를 방치하면 전립선의 크기가 점점 커지게 되어 점진적으로 증상이 나빠집니다. 전립선비대증으로 생명이 위험해지는 경우는 드물지만, 삶의 질이 떨어지고 여러 합병증이 발생할 수 있으므로 전립선비대증이 무엇인지 알고 비뇨의학과 전문의와의 상담을 통해 자신의 상태를 정확히 파악하는 것이 중요합니다.

1 전립선비대증이란?

전립선비대증이란 노화가 진행되면서 전립선이 커지는 현상을 말하는데, 30~40대부터 이미 시작되어 80세 이후에는 약 80%의 남성들이 전립선비대증을 가지게 됩니다. 이처럼 전립선비대증은 매우 흔한 질환으로 전립선이 커져서 요도의 저항이 높아져 발생하게 되는 배뇨장애 현상이라고 이해하면 됩니다(그림3-1).

병원에서는 환자가 느끼는 증상의 정도를 수치로 나타낸 증상점수, 소변줄기의 세기를 속도로 표시한 요속 및 잔뇨량, 초음파 등으로 측정한 전립선의 크기를 복합적으로 고려하여 전립선비대증 및 상태를 진단합니다. 이 중에서 우선 전립선비대증의 증상을 표

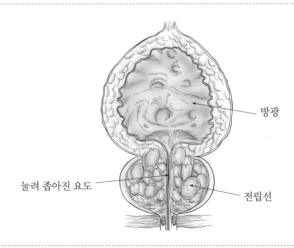

방광

눌려 좁아진 요도

전립선

그림 3-1 방광과 커진 전립선 방광 아래쪽에 있는 전립선이 커져 요도를 누르고 있습니다.

현하는 증상점수에 대해 살펴보겠습니다.

 전립선비대증의 증상이 모든 환자에서 다 같지는 않습니다. 매우 심한 증상을 보여 곧 수술을 받아야만 하는 환자가 있는가 하면, 이제 막 초기 단계로 가벼운 증상을 호소하는 환자도 있습니다. 그런데 만약 이런 사람들을 통틀어서 한꺼번에 같은 환자로 생각하고 동일한 치료 대책을 세운다면 적절한 치료 효과를 기대할 수 없을 것입니다. 증상점수는 이런 이유로 만들어졌는데, 전립선비대증 환자가 흔히 호소하는 대표적인 증상들을 나열하고 심한 정도에 따라 0부터 5점까지로 점수화한 뒤 해당 점수를 모두 더함으로써 증상의 정도를 비교 평가하게 됩니다. 그리고 여기에 현재 증상의 정도가 자신의 삶에 어느 정도 영향을 주고 있는지를 평가하는 질문도 추가됩니다. 이들 모두를 함께 표시하는 증상점수는 국제적으로 통용되고 있는데, 이를 국제 전립선 증상점수International Prostate Symptom Score; IPSS라고 부릅니다. 이는 증상점수를 0점부터 35점까지로 나누고 삶의 질 점수도 0점부터 6점까지로 나누는 체계적인 점수로, 증상점수가 7점 이하이면 가벼운 증상으로, 8~19점이면 중간 정도의 증상으로, 20점 이상이면 심한 증상을 호소하는 것으로 평가할 수 있습니다. 의

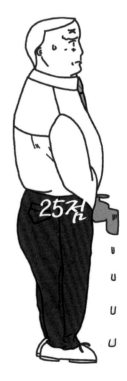

사들은 전체 점수 및 각각의 점수를 보고 어느 증상이 심한지 판단하여 치료 방법을 결정하게 됩니다(이 책 63쪽의 표 5-1 참조).

2 전립선의 크기와 증상

전립선비대증은 전립선이 커지는 현상인데, 얼마만큼 커진 것을 전립선비대증이라고 부르는지에 대해 궁금할 수 있습니다. 남성의 전립선은 사춘기 이후에는 성숙한 형태가 되고 이후부터는 완만하게 크기가 증가합니다. 전립선의 크기는 대개 초음파검사로 측정하는데 국내의 한 연구에서 50~80세 남성들의 평균 전립선 크기는 17.4mL로 보고한 바 있고, 대개 20 내지 25mL를 기준으로 크다 혹은 작다라고 판단합니다.

전립선의 크기는 전립선비대증의 상태를 판단하는 데 중요한 기준이 됩니다. 그러나 전립선의 크기 자체가 환자의 증상 정도와 반드시 비례하는 것은 아니어서, 전립선이 크더라도 아무런 불편 없이 잘 지내는 환자가 있는가 하면 전립선의 전체 크기는 그리 크지 않지만 요도를 둘러싼 부분의 전립선만 특히 많이 커지거나 방광출구 부위의 전립선이 유독 커짐으로써 요로폐색증상이 매우 심한 환자들도 많이 있습니다.

한국인은 같은 나이대 서양인에 비해 전립선 크기는 작지만 배뇨증상은 비슷하거나 다소 심한 경향을 보입니다. 요도의 직경이 더 가늘다거나 비대증이 발생하는 부위의 차이가 있을 수 있지만 사실 정확한 이유는 알려져 있지 않습니다.

3 발생 원인

전립선비대증을 일으키는 여러 원인들이 있겠지만 그중 가장 중요한 원인은 남성호르몬과 노화입니다. 전립선비대증은 정상 고환을 가지고 있는 남성에서만 발생하는데, 고환에서 인체의 남성호르몬의 대부분이 만들어지기 때문입니다. 남성호르몬은 테스토스테론Testosterone 또는 안드로겐Androgen이라고 부르는데 90% 이상이 고환에서 생산됩니다.

성관계를 할 때 방출되는 사정액을 호르몬으로 알고 있는 경우가 많이 있는데 이는 잘못된 상식입니다. 사정액은 눈에 보이는 액체로서 정자 1~2%, 전립선액 30% 정도, 정낭액 70% 정도로 이루어져 있는데 남성호르몬은 전혀 없습니다. 반면에 호르몬은 눈에는 보이지 않는 혈액 내에 존재하는 성분이며 혈액검사를 통해서 그 수치를 알 수 있습니다.

남성호르몬이 증가하면 외부성기 및 전립선의 발달 등 2차 성징이 나타나게 됩니다. 또한 남성호르몬은 기억력·인지력 향상에도 도움을 주고, 뼈 성장에도 관여하며, 운동선수들이 도핑테스트에서 걸리는 스테로이드 약물의 유사성분이기도 합니다. 연령이 증가하면 여성이 여성호르몬이 감소하면서 갱년기 증상을 경험하게 되는 것처럼 남성에서도 남성호르몬이 감소되기 때문에 성욕 감퇴, 뼈나 근육의 약화, 기억력 저하 등이 나타나게 됩니다(그림 3-2).

　그러나 아이러니한 것은 전립선이 비대해지는 데 남성호르몬이 주요한 역할을 함에도 불구하고, 남성호르몬 수치가 상대적으로 낮은 노년층에서 오히려 전립선비대증이 더 많이 발생한다는 점입니다. 그 이유는 다음과 같습니다. 남성호르몬은 테스토스테론과 디하이드로테스토스테론Dihydrotestosterone; DHT의 두 가지 형태로 존재하는데, 전립선의 성장에 더 큰 영향을 주는 것은 디하이드로테스토스테론입니다. 그런데 나이가 들면서 테스토스테론의 양은 점차 감소하지만 디하이드로테스토스테론의 양에는 큰 변화가 없습니다. 따라서 전립선 성장이나 비대에 필요한 남성호르몬의 절대량은 나이가 들어도 부족하지 않으므로, 다른 면에서 성장을 도와주는 인자들이 계속 활동하게 된다면 전립선비대가 발생하는 것입니다.

　전립선비대증의 발생 또는 그 정도와 관련이 있는 위험인자들은 다음과 같습니다.

디하이드로테스토스테론
활성이 높은 테스토스테론으로 생식기관의 발생에 중요하며, 모낭의 크기를 감소시키고 머리카락의 성장에 영향을 미쳐 남성들의 탈모와 연관이 큰 것으로 알려져 있습니다.

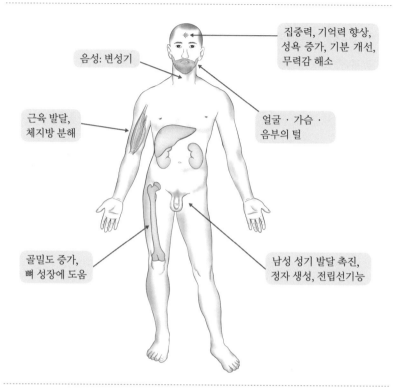

그림 3-2 **남성호르몬의 역할** 남성호르몬은 2차 성징에 관여할 뿐만 아니라 뼈의 성장과 뇌의 기능에도 작용합니다.

① 흡연: 교감신경계 항진, 체내 호르몬 변화, 영양상태 변화로 인해 전립선비대증 발생 및 진행을 부추깁니다.

② 비만: 전립선 수술을 받은 환자들에게서 제거한 전립선 조직의 무게를 비교해 보았을 때, 비만 환자에게서 더 많은 양의 조직이 제거되었다는 연구 결과로 미루어 비만과 전립선비대증이 관련

이 있다고 볼 수 있습니다.

③ 유전: 전립선비대증 때문에 수술 받은 환자의 아들이 같은 병으로 수술 받을 확률은 그렇지 않은 경우보다 약 4.2배 높은 것으로 알려져 있습니다.

④ 대사증후군: 고혈압, 당뇨와 같은 대사증후군 환자들은 전립선비대증 또는 이로 인한 하부요로증상들이 많이 발생한다는 연구 결과를 볼 때, 대사증후군과 전립선비대증은 서로 밀접한 관련성을 가지고 있습니다.

4 발생 빈도

"전립선비대증은 얼마나 흔하게 발생하는지요?" 이는 매우 중요한 질문입니다. 전립선비대증은 상당히 흔한 질환이며, 일단 이 병에 걸리면 대부분의 환자가 장기적인 약물치료 또는 수술적 치료를 받아야 하기 때문에 나에게도 생기지 않을지 궁금할 수 있습니다.

나이가 들수록 전립선비대증 증상은 심해지고 이에 비례하여 삶의 질은 점점 나빠지게 됩니다. 국내 연구에 따르면, 50세 이상 남성의 절반 정도에서 중등도 이상의 배뇨장애증상이 있다고 합니다. 또한 국가 또는 지역별로 증상점수만을 비교해 보면 증상을 호소하는 비율이 다른 국가와 비교할 때 한국인에게서 좀 더 높거나 비슷한 경향이 나타나는데, 그중에서도 특히 밤에 일어나 소변을 보는 야간뇨증상과 소변줄기가 약해짐을 많이 호소합니다. 우리나라에서 전립선의 크기와 환자가 호소하는 증상의 점수를 종합해 전립선비대증의 유병률을 조사한 연구에서 40~89세의 남성 중 21~28%가 전립선비대증이 있는 것으로 파악되고 있습니다. 이는 다시 말하자면 40대 이상 남성 4명 중 적어도 1명은 전립선비대증 및 이로 인한 증상을 가지고 있는 셈입니다.

5 자연경과

환자들은 의사에게 종종 "이 병을 치료하지 않고 그대로 두면 어떻게 되나요?"라고 질문을 합니다. 이때 자연경과를 정확히 알고 있다면 어느 시점에 어떤 치료를 받아야 할지를 쉽게 결정할 수 있고, 만약 적절하게 치료받지 않았을 경우에는 어떤 문제가 생길 수 있는지 등을 예측할 수 있으므로 의사나 환자 모두에게 큰 도움이 될 것입니다.

전립선비대증 환자의 자연경과를 관찰한 대규모 연구 결과에 따르면, 치료를 받지 않은 환자의 5분의 1은 증상이 악화되어 소변을 전혀 보지 못하는 상태가 되거나 또는 수술을 받게 되었다고 합

자연경과
질병을 치료하지 않고 자연적으로 둔 상태에서 오랜 기간에 걸쳐 진행되는 질병의 예후를 말합니다.

니다. 한편 초기에 전립선수술을 받은 환자들과 경과관찰 후 나중에 수술을 받은 환자들의 증상 개선 정도를 비교해 보았을 때, 초기에 수술을 받은 환자들의 결과가 더 좋았습니다. 그러므로 치료가 꼭 필요하다는 의사의 판단이 있을 때에는 적절한 시기에 수술을 받아야 좋은 효과를 얻을 수 있다는 것을 기억해야 합니다.

6 전립선비대증 진행의 위험인자

전립선의 크기

전립선의 크기는 증상의 정도와 직접적인 관계는 적다고 알려져 있습니다. 즉, 전립선의 크기가 작다고 해서 증상이 약하거나 없을 것이라고 예측할 수 없으며, 반대로 전립선의 크기가 크다고 하여 반드시 심한 증상을 호소하는 것도 아닙니다. 실제로 전립선의 크기가 매우 크지만 불편을 별로 느끼지 못하는 환자들도 많이 있습니다.

그러나 이런 환자들을 장기간에 걸쳐 지속적으로 관찰했을 때, 전립선의 크기에 따라 질병의 예후가 다르게 나타나게 됩니다. 예를 들면, 전립선의 크기가 40mL 정도이며 어느 정도의 불편함을 느끼고 있는 전립선비대증 환자 A는 증상은 비슷하지만 전립선의 크기가 25mL에 불과한 B에 비해 앞으로 전립선의 크기가 더 빠른 속도로 커지고, 또 몇 년 후 수술적 치료를 받아야 할 위험성이 상대적으로 더 높다는 것입니다. 다시 말하면, 장기적으로 볼 때 전립

선의 크기가 클수록 전립선비대증증상이 더 나빠질 가능성이 높다
는 것입니다.

전립선특이항원검사

건강검진, 또는 비뇨의학과 전문의에게 진찰을 받을 때 전립선비
대증 환자들은 전립선특이항원Prostate Specific Antigen; PSA검사를 받
게 되는데, PSA검사라고 알려져 있는 이 채혈검사는 전립선 세포
들이 분비하는 단백질의 혈중 수치를 검사하는 것입니다. 전립선
특이항원은 전립선암이나 전립선염, 심한 전립선비대증에서도 증
가될 수 있습니다. 그러므로 전립선암을 조기에 진단함에 있어 유
용한 검사입니다. 전립선특이항원이 정상 수치보다 낮다면 전립선
암을 가지고 있을 확률이 낮지만, 정상 전립선특이항원 수치에서
도 최대 20%까지 암이 있을 확률이 있으므로 정기적인 검진은 필
수적입니다.

전립선 증상점수와 잔뇨량

이미 전립선비대증이 많이 진행되어 전립선 증상점수가 높은 경
우, 또는 배뇨 후에 잔뇨가 많이 남아 있는 경우에는 질병의 진행
속도가 빠르거나 급성요저류의 위험성이 높아집니다. 특히 배뇨량
보다 잔뇨량이 많은, 즉 배뇨 효율이 낮은 환자들은 더욱 집중적인
치료가 필요합니다(표 3-1).

표 3-1 전립선비대증 진행(증상 악화)의 위험인자

전립선의 크기	클수록 일반적으로 더 빠른 속도로 진행, 보통 30mL 이상이 위험인자
전립선 증상점수	20점 이상
삶의 질 점수	3점 이상
배뇨 후 잔뇨량 측정 결과	100mL 이상
1회 배뇨량	100mL 이하 (방광 용적 저하를 의미)

CHAPTER 4

전립선비대증
예방과 식이요법

전립선비대증은 일반적으로 40대 후반이나 50대 초에 주로 시작되어, 60대의 약 60%, 70대의 약 70%에서 발생하게 됩니다. 그러므로 40대 이상 남성이라면 전립선비대증의 예방법에 관심을 가지면 좋습니다.

전립선비대증의 주요 발생 원인은 노화와 남성호르몬이며, 이 밖에도 여러 인자들이 영향을 준다고 알려져 있습니다. 그러나 실제로 나이 드는 것을 막을 수도 없고, 남성호르몬의 근원인 고환을 제거할 수도 없는 일입니다.

모든 질병의 가장 좋은 치료 방법은 질병을 예방하는 것입니다. 나이가 든다고 모든 사람에게 전립선비대증이 생기지는 않는데, 이런 개개인의 차이는 유전적인 요소도 작용하지만 식이습관이나 생활습관 등과도 관련이 있습니다. 그러므로 전립선비대증 예방을 위한 식이요법과 생활습관을 변화시키려는 노력은 비단 전립선비대증 환자뿐 아니라 남성이라면 누구나 관심을 가지면 좋을 것 같습니다.

1 전립선비대증 발생의 위험인자

잘못된 생활습관과 관련된 대표적인 질환으로 대사증후군을 뽑을 수 있습니다. 대사증후군은 식생활을 비롯한 생활습관의 급속한 서구화와 운동 부족 등으로 한국에서도 크게 증가하고 있는 질환입니다. 대사증후군은 심혈관 질환의 중요한 위험인자들인 비만, 당뇨, 이상지질혈증, 고혈압 중 세 가지 이상을 가지고 있는 상태입니다. 이런 대사증후군은 전립선비대증 및 하부요로증상들과 밀접한 관련을 가지고 있는 것으로 알려져 있습니다. 대사증후군을 가진 사람의 경우 하부요로증상의 발생 위험이 80%로 나타났고 개개의 요소도 모두 전립선비대증 발생과 관련이 있습니다. 또한 전립선비대증과 심혈관계 질환의 연관성도 매우 높은 것으로 알려져 있으므로 심혈관계 질환의 위험을 높이는 식생활이나 생활습관으로 인한 비만, 운동 부족, 이상지질혈증, 당뇨, 고혈압 등은 모두 전립선비대증의 위험성을 증가시킵니다. 따라서 전립선비대증 발생을

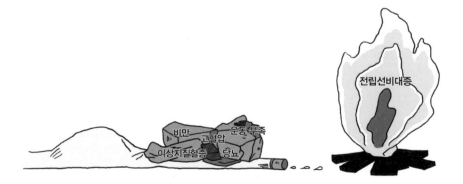

예방하기 위한 노력은 심혈관계 질환 발생을 예방하기 위한 노력과 일맥상통한다고 할 수 있습니다.

2 전립선비대증 예방을 위한 노력

이상지질혈증 예방

우리 몸을 구성하고 있는 지방에는 여러 종류가 있는데 이 중 HDL-콜레스테롤은 우리 몸에 이로운 콜레스테롤입니다. HDL-콜레스테롤이 우리 몸에서 감소하면 심혈관계 질환의 위험성뿐만 아니라 전립선비대증의 위험성도 증가합니다. 반대로 우리 몸에 해로운 지방들, 예컨대 총콜레스테롤, LDL-콜레스테롤, 트리글리세리드triglyceride 등이 증가하면 전립선비대증의 위험도도 높아집니다. 따라서 식이요법과 콜레스테롤을 낮추는 약물을 통해 이런 콜레스테롤을 낮춘다면 전립선비대증의 발생을 감소시킬 수 있을 것입니다.

혈압 조절

고혈압과 전립선비대증은 밀접한 연관이 있으므로 평상시에 적절한 혈압을 유지한다면 전립선비대증 예방에 도움이 됩니다. 평상시 주기적으로 혈압을 확인하는 습관을 갖도록 합니다.

당뇨 조절

여러 연구들에서 당뇨를 가지고 있거나, 혈중 인슐린 농도가 증가된 경우 또는 공복 시 혈당 상승 소견을 가지고 있는 사람은 전립선비대증이 있을 가능성이 높은 것으로 알려져 있습니다. 체내에 당이 증가한 경우에는 전립선의 성장 속도가 빨라지므로 당뇨 조절은 전립선비대증 예방에서도 중요하다고 할 수 있습니다.

금연

흡연은 전립선비대증을 발생시키고 기존의 전립선비대증을 악화시키는데, 흡연에 의한 교감신경계의 항진, 체내 호르몬의 변화, 영양 변화 등이 원인이 될 수 있습니다. 따라서 금연은 전립선비대증 예방에 필수조건입니다. 금연을 시도하지만 번번이 실패하는 사람들을 위한 금연 약제나 보조제가 시판되고 있으니, 전문의와 상의하여 금연 프로그램에 동참하는 것도 좋은 예방법이 되겠습니다.

체중 조절 및 비만 예방

비만은 흡연과 더불어 만병의 근원이라 할 수 있습니다. 전립선비대증의 조절 가능한 위험요소들 중 비만, 특히 허리둘레는 전립선비대증의 발생과 매우 밀접한 연관성이 있습니다. 많은 연구들이 비만인 사람은 전립선비대증의 위험성이 높다고 보고하고 있습니다. 신체에서 전체 지방이 차지하는 비율이 높을수록 전립선의 크기도 크고, 비만인 경우 전립선비대증 발생 위험도가 3.5배 높다고 합니다. 또한 비만과 관련이 있는 체중, 신체질량지수, 허리둘레 증가 모두 전립선 크기 증가와 관련성이 있습니다. 비만을 측정하는 방법은 여러 가지가 있지만 일반인들이 가장 쉽게 계산할 수 있는 방법은 신체질량지수를 측정하는 것입니다. 신체질량지수는 체중(kg)을 신장(m)의 제곱으로 나누어 계산합니다.

$$신체질량지수 = 체중(kg) / (신장(m) \times 신장(m))$$

세계보건기구World Health Organization; WHO에서는 한국인을 포함한 동양인에서 신체질량지수 23 미만을 정상으로 규정하고 있고, 23~27.5는 과체중, 27.5 이상은 비만으로 정의하고 있습니다. 신체질량지수가 $1kg/m^2$ 증가할 때마다 전립선의 크기는 약 0.4mL씩 증가하는 것으로 알려져 있습니다.

운동

규칙적인 운동은 전립선비대증뿐만 아니라 우울증, 심혈관계 질환, 골다공증, 당뇨, 발기부전 등 전신건강에도 매우 유익하기 때문에 규칙적인 운동의 중요성은 아무리 강조해도 지나치지 않습니다. 특히 꾸준하게 운동을 하는 것이 전립선비대증을 예방할 수 있습니다. 운동을 적게 한 사람과 비교해서 운동을 많이 한 사람은 전립선비대증 발생위험을 절반 정도로 줄일 수 있다고 합니다. 한 연구에 따르면 매주 2~3시간 이상 꾸준히 걷기 운동을 한 경우에는

25%, 일주일에 꾸준히 3~5회 운동을 한 경우에는 52% 정도 전립
선비대증 발생위험을 줄일 수 있다고 합니다. 반대로, 전혀 운동을
하지 않는 사람의 경우 전립선비대증의 위험도는 2배 증가하는 것
으로 알려져 있습니다.

3 식이요법

전립선비대증의 가장 쉬운 예방법은 식이요법입니다. 역학조사에
의하면 고칼로리 식이를 하는 경우 전립선비대증의 위험이 증가하
는 것으로 알려져 있으므로 칼로리를 적절히 제한하는 식단을 구성
하는 것이 매우 중요합니다. 또한 고지방, 고콜레스테롤 음식과 관
련성이 높다고 연구 결과에서 보고되고 있으므로 식탁에서 육류의
양을 줄이고 탄수화물이나 섬유질이 풍부한 채소, 과일, 생선 등의
섭취를 늘려나가도록 하고, 지방 중에서는 몸에 이로운 불포화지
방산(오메가3)을 많이 섭취하는 것이 좋습니다. 특히 토마토, 콩, 마
늘은 전립선 내 활성요소를 억제하는 기능을 가지고 있기 때문에
전립선 건강에 좋은 음식으로, 전립선비대증뿐 아니라 전립선암
예방에도 효과가 있다고 합니다.

고단백·고지방 식이습관 주의하기

전체 단백질 섭취량은 전립선비대증 발생과 관련이 깊은데, 특히

동물성 단백질이 식물성 단백질에 비해
전립선에 더 좋지 않은 것으로 알려져
있습니다. 그러므로 동물성 단백질보다
는 식물성 단백질이나 고단백 생선 요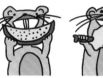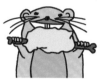
리 등을 통해 단백질을 섭취하는 것이 좋습니다. 특히 붉은 살 육류
를 매일 섭취하는 경우, 전립선비대증 발생위험은 약 2배 정도 증
가합니다. 또한 버터와 마가린에 많이 들어 있는 지방은 전립선에
악영향을 끼친다고 합니다.

신선한 채소 많이 섭취하기

신선한 채소는 항산화제, 폴리페놀, 비타민, 미네랄, 섬유질 등과
같이 염증을 줄일 수 있는 다양한 성분을 가지고 있습니다. 적어도
하루에 4회 이상 채소를 섭취하는 사람들의 경우, 하루에 1회 미만
으로 채소를 섭취하는 경우에 비해 전립선비대증의 발생을 크게 줄
일 수 있다고 알려져 있습니다. 특히 유산소 운동과 함께 식물성 단
백질을 섭취하는 것이 육류, 가금류, 계란 등에 있는 동물성 단백질
을 섭취하는 것보다 더 전립선 건강에 좋습니다. 유산소 운동과 함
께 밭곡식, 채소 등으로 이루어진 저지방·고섬유질 식사를 한다면
전립선비대증 예방에 도움이 됩니다.

곡물과 콩 자주 섭취하기

렌틸콩 등과 같은 콩류, 밭곡식 등은 섬유질이 많으면서 식물성 단

백질도 풍부하기 때문에 전립선에 좋은 식품입니다. 이소플라본은
콩과식물(콩, 병아리콩, 편두, 대두)에 포함되어 있는 폴리페놀 화합물
로, 스테로이드 합성 및 대사에 중요한 역할을 하며 호르몬 의존성
이 있는 전립선 세포들의 증식에도 영향을 줍니다.

　일본과 중국의 남성들은 핀란드, 포르투갈, 영국과 같은 유럽
지역의 남성과 비교해서 전립선 질환의 빈도가 적다고 알려져 있는
데, 이는 식생활에서 콩을 많이 섭취하기 때문일 가능성이 높습니
다. 실제 일본과 중국의 남성들은 다른 나라의 남성들에 비해서 이
소플라본의 혈장 농도가 높게 나타났습니다. 또한 1일 1회 이상의
두유 섭취는 전립선암 위험을 1/3 정도 줄였고, 대두, 편두, 완두의
섭취를 증가시키면(최소 1일 3회 이상) 전립선암의 위험을 절반 정도
로 줄일 수 있다는 연구 결과들도 보고되고 있습니다.

4 전립선에 좋은 식품들 및 그 속에 든 성분들

라이코펜
토마토에 풍부한 라이코펜Lycopene은 항산화·항암 작용을 가지고
있습니다. 토마토 외에도 수박, 딸기, 자몽 등에도 많이 들어 있습
니다. 라이코펜은 전립선비대증의 발생 및 진행을 줄이고, 6개월
동안 하루에 15mg을 꾸준히 섭취한 경우에는 전립선비대증으로 인
한 배뇨증상도 호전된다는 연구 결과도 있습니다.

녹차

녹차에는 카테킨Catechin 성분이 있는데 여기에는 박테리아나 바이러스 등을 파괴하고 면역 시스템을 활성화시키며 항암 작용도 있다고 합니다. 이 성분은 전립선에도 좋은 작용을 하는 것으로 알려져 있지만, 녹차의 경우에는 카페인을 가지고 있어서 방광을 자극할 수 있는 단점도 있습니다.

식물성 에스트로겐

콩, 씨앗 등에는 식물성 화학물질 중 이소플라본, 플라보노이드, 리그난 등이 많이 함유되어 있는데 모두 폴리페놀 화합물로 효과적인 항산화제입니다. 또한 에스트로겐과 구조가 유사하여 에스트로겐 작용을 나타내므로 식물성 에스트로겐Phytoestrogen이라 부릅니다. 아시아 남성들은 서양 남성들에 비해 주로 저지방, 고섬유질 채식을 하는 비율이 높은데, 여기에는 식물성 에스트로겐 성분이 풍부합니다. 식물성 에스트로겐은 전립선의 세포 내 환경에 영향을 주어 전립선비대증 예방에도 효과가 있다고 합니다.

플라보노이드는 채소, 과일, 콩류 등에 높은 농도로 존재합니다. 사과, 콩, 브로콜리, 포도 등에 다량 함유되어 있는 아피제닌apigenin이나 양파, 부추, 감귤류 등에 있는 캠퍼롤kaempferol은 대표적인 플라보노이드입니다. 식이에서 과일의 섭취를 늘리는 것은 전립선비대증 발생을 줄일 수 있는데, 이런 효과는 과일에 플라보노이드 성분이 풍부하기 때문이며 특히 사과 및 수박에 고농도로 존재합니다.

리그난은 아마씨에 풍부하게 포함되어 있고, 완두콩, 아스파라거스, 자두, 배에서도 발견되는 물질입니다. 특히 아마씨는 오메가3omega-3 지방산이 풍부하며 식물성 섬유질도 풍부하므로 아마씨유를 사용하는 식이는 전립선암 발생을 억제한다고 알려져 있습니다.

굴

굴은 각종 비타민이 풍부하며 전립선비대증 예방에 도움이 되는 아연이 풍부한 식품입니다. 인간의 전립선은 인체의 다른 조직과 비교해서 비교적 높은 농도의 아연을 가지고 있는데, 전립선비대증이 발생할 경우에는 전립선 조직의 아연 농도가 감소하게 됩니다. 꾸준한 아연 섭취는 전립선비대증이나 전립선암을 예방할 수 있지만, 하루에 100mg 이상의 고농도 아연을 섭취한 경우에는 오히려 전립선암 위험을 높였다는 상반된 연구도 있어서, 하루에 섭취해야 되는 적절한 양에 대해서는 아직 연구가 더 필요합니다.

5 그 외 주의사항

일단 전립선비대증을 진단받고 관찰 중이거나 약물치료를 받고 있는 환자들은 다음과 같은 사항을 염두에 두어야 합니다.

우선 소변을 너무 오래 참지 말아야 합니다. 만약 오랜 시간 동안 버스를 타고 여행을 하느라 소변을 보지 못하고 참게 된다면 방

광이 지나치게 늘어나 소변 보기가 힘들 수 있습
니다. 이는 과음을 했을 때도 마찬가지입니다.
적당량의 음주(술 종류에 관계없이 2잔 이하)는
혈액순환에 도움이 되지만, 과음을 하면
방광수축력을 저하시켜 요저류가 생길 수
있습니다. 또 감기에 걸렸을 때는 반드시
전립선비대증이 있음을 의사에게 알리고
주의해서 처방을 받아야 하는데, 일부 감기약

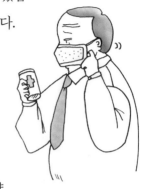

성분(콧물·기침약 성분)이 조임근을 수축시켜 배뇨곤란을 유발하기
때문입니다.

이 세 경우에 환자들은 소변을 전혀 보지 못하는 괴로움을 겪어
응급실로 가서 도뇨관을 삽입하는 경우를 종종 볼 수 있는데, 이를
의학적 용어로 급성요저류라고 부릅니다.

또한 과도한 양의 카페인 섭취는 전립선비대증의 위험도를 증
가시키므로 평상시 카페인을 많이 섭취하는 사람은 섭취량을 줄이
도록 노력해야 하며, 지나치게 자극성이 강한 차도 가능하면 피하
는 것이 좋습니다(표 4-1).

표 4-1 전립선비대증 환자의 바람직한 생활습관

- 탄수화물, 섬유질, 채소, 과일, 생선 등의 섭취를 늘립니다.
- 체중을 조절하고 특히 내장지방을 줄이기 위해 노력합니다.
- 소변을 너무 오래 참지 않습니다.
- 과음하지 않습니다.
- 감기약을 복용해야 할 때는 반드시 주치의와 상의합니다.
- 자극성이 강한 음식, 음료, 커피 등을 삼갑니다.
- 육류 섭취를 줄입니다.

CHAPTER 5

전립선비대증의 진단

전립선비대증은 나이가 들면서 발생 빈도가 증가하는 대표적인 질환으로 40대 이후에 소변 보기가 불편하다면 관련 검사를 받아야 합니다.

전립선비대증을 진단하기 위한 검사는 매우 다양하여 소변검사, 전립선특이항원검사, 요속검사, 직장수지검사, 국제 전립선 증상점수 작성, 배뇨일지 작성, 경직장초음파검사, 요역동학검사 등이 시행됩니다. 다만 모든 환자가 모든 종류의 검사를 다 받는 것은 시간적으로나 경제적으로나 낭비입니다. 따라서 이 장에서는 전립선비대증을 진단하기 위해 시행하는 검사를, 대부분의 환자에게 기본적으로 시행하는 검사와 특수한 상황의 일부 환자에서만 시행하는 검사로 나누어 알아보고자 합니다.

1 진단 방법

전립선비대증을 진단하는 방법으로는 크게
하부요로증상에 대한 객관적인 평가, 방광
출구폐색의 정도, 전립선 크기를 측정하는
검사 등으로 구성됩니다. 세계적으로 통일
된 검사법은 아직 없지만 나라별로 또는 학
회 차원에서 배뇨증상을 가진 환자에게 시행
하는 검사에 대한 권고안을 정하고 있는데,
서로 권장하는 검사가 조금씩 다른 이유는
각 나라가 처한 사회적·문화적 환경과 의료

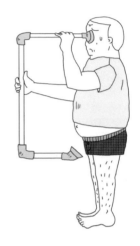

환경이 다르기 때문입니다. 이와 같이 국내 권고안도 모든 환자에
게 똑같이 적용할 수는 없으며, 환자 개인의 특성에 따라 달리 적용
해야 합니다.

2 대부분의 환자가 받게 되는 기본검사

병력청취와 신체검사

전립선비대증을 진단하려면 환자는 이와 관련된 여러 가지 병력과
증상들을 의사에게 알려 주어야 합니다. 그래야 의사가 의학적 지
식과 경험을 토대로 전립선비대증을 진단하거나, 아니면 전립선비

대증과 비슷하지만 다른 질환을 구별해 낼 중요한 정보를 얻을 수 있기 때문입니다. 이런 정보를 의사에게 제대로 전달하지 않으면 불필요하게 시간을 낭비하거나 꼭 필요하지 않은 검사를 받게 되는 경우가 종종 있으므로, 이 과정은 의사나 환자 모두에게 매우 중요하다고 볼 수 있습니다.

확인이 필요한 병력은 당뇨, 파킨슨병, 뇌졸중 등인데, 이들 질환이 전립선비대증으로 인한 배뇨증상과 비슷한 양상을 보일 수 있기 때문입니다. 또한 배뇨증상의 특징과 기간, 과거에 수술한 경험, 일반적인 건강 문제, 성생활 문제, 아드레날린수용체자극제나 항무스카린제를 포함한 배뇨기능에 영향을 주는 약물의 복용 여부 등도 알려 주어야 합니다.

전립선비대증의 배뇨증상과 유사한 증상을 일으키는 질환으로 요도협착이 있습니다. 요도협착은 과거에 요도가 손상되었거나 장기간 도뇨관을 삽입한 경우 또는 임질 같은 요도염의 후유증 때문에 생길 수 있습니다. 이는 방사선촬영이나 방광요도경검사를 통해 진단할 수 있으며 간단하게는 도뇨관을 삽입하는 것만으로도 알 수 있으므로 환자는 요도협착의 원인이 되는 과거력도 잘 기억해 내어 의사에게 알려야 합니다. 그 밖에 혈뇨와 같은 소변의 이상,

요도협착
요도가 좁아져 소변 보기가 어려운 질환
도뇨관
소변 보기가 어려울 때 소변을 배출시키기 위한 관으로, 주로 요도를 통해 방광 내로 삽입합니다.

최근에 발생한 성기능장애, 전립선암이나 전립선비대증의 가족력 등도 진단하는 데 중요한 요소가 됩니다.

　배뇨증상은 빈뇨, 야간뇨, 소변주저(지연뇨) 등 비교적 흔한 증상 부터 전혀 소변을 보지 못하는 상태인 요저류 같은 심각한 증상까 지 다양합니다. 환자마다 나타나는 다양한 증상을 객관화할 필요 가 있어 대부분의 병원에서 환자들은 치료를 시작하기 전에 설문지 를 작성합니다. 이때 사용하는 설문지로는 국제 전립선 증상점수 가 가장 많이 이용됩니다(표5-1).

　증상점수는 총 7개의 항목과 생활 만족도 항목으로 구성되어 있 습니다. 잔뇨감(1번 항목), 빈뇨(2번 항목), 단속뇨(3번 항목), 요절박(4 번 항목), 요류속도(5번 항목), 소변주저(지연뇨)(6번 항목), 야간뇨(7번 항 목)에 대해서 각각 증상이 없으면 0점, 항상 그런 경우는 5점으로 점 수를 매깁니다. 7개 설문에 대한 점수를 모두 더했을 때 0~7점이면 가벼운 증세, 8~19점이면 중간 증세, 20~35점이면 심한 증세로 구 분합니다. 생활 만족도 항목은 0점부터 6점까지로 구성되어 있으 며, 점수가 높을수록 삶의 질이 나쁜 것으로 평가할 수 있습니다. 이 증상점수는 여러 번 시행해도 결과가 같은 일관성 있는 검사법 이며, 배뇨의 어려움이나 전립선 질환 치료 후 호전 여부를 확인하 는 데도 도움이 됩니다. 그러나 단순히 점수가 높다고 해서 전립선 비대증이라고 진단할 수는 없는데, 이는 환자가 느끼는 고통의 정 도와 전립선비대증의 정도가 비례하지 않는 경우도 있기 때문입니 다. 예를 들어 방광자극증상인 빈뇨가 주 증상인 환자가 하부요로

국제 전립선 증상점수
International Prostate Symptom Score; IPSS

병록번호 _____   성명 _____   나이 _____ 세

평소 (지난 한 달간) 소변 볼 때의 경우를 생각하셔서 대략 5번쯤 소변을 본다고 하면 몇 번이나 다음의 불편한 증상이 나타나는가를 생각하셔서 해당 칸에 V 표시를 하여 주십시오.

국제 전립선 증상점수(IPSS)

	전혀 없음	5번 중 1번	5번 중 1~2번	5번 중 2~3번	5번 중 3~4번	거의 항상
1. 평소 소변을 볼 때 다 보았는데도 소변이 남아 있는 것같이 느끼는 경우가 있습니까?	0	1	2	3	4	5
2. 평소 소변을 본 후 2시간 이내에 다시 소변을 보는 경우가 있습니까?	0	1	2	3	4	5
3. 평소 소변을 볼 때 소변줄기가 끊어져서 다시 힘주어 소변을 보는 경우가 있습니까?	0	1	2	3	4	5
4. 평소 소변을 참기 어려운 경우가 있습니까?	0	1	2	3	4	5
5. 평소 소변줄기가 약하다거나 가늘다고 생각한 경우가 있습니까?	0	1	2	3	4	5
6. 평소 소변을 볼 때 소변이 금방 나오지 않아서 아랫배에 힘을 주어야 하는 경우가 있습니까?	0	1	2	3	4	5
7. 평소 잠자다 일어나서 소변을 보는 경우가 하룻밤에 몇 번이나 있습니까?	0	1	2	3	4	5

생활 만족도

	아무 문제 없다	괜찮다	대체로 만족	만족, 불만족, 반반	대체로 불만	괴롭다	견딜 수 없다
지금 소변을 보는 상태로 평생을 보낸다면 당신은 어떻게 느끼겠습니까?	0	1	2	3	4	5	6

총 증상점수 _____ 점   생활 불편 점수 _____ 점

표 5-1 국제 전립선 증상점수 국제 전립선 증상점수는 전립선비대증 환자의 증상을 점수로 매겨 증상의 정도를 비교·평가하는 데 사용됩니다.

폐색으로 인한 배뇨장애가 주 증상인 환자보다 점수가 낮을 수도 있습니다. 또 증상점수가 요역동학검사에서 진단된 하부요로폐색과 반드시 일치하지는 않기 때문에 증상점수가 높다고 해서 하부요로폐색이 있다고 단정짓기도 어렵습니다.

신체검사에서는 우선 하복부의 팽만, 외부성기 등을 살펴본 후, 의사가 손가락을 항문에 넣어 직장 앞에 위치한 전립선을 만져 보는 직장수지검사(Digital Rectal Examination; DRE)를 합니다(그림 5-1). 전립선은 직장의 앞쪽에서 만져지며, 정상 성인의 경우 약 20~25mL의 크기로 호두알 정도이고 표면은 매끄럽고 하트 모양입니다. 이 검사를 통해 의사들은 전립선의 크기와 모양을 살펴보는데, 실제보다 약간 작게 측정되는 경향이 있기 때문에 전립선의 크기를 정확하게 알기 위해 경직장초음파검사(Transrectal Ultrasonography; TRUS)를 시행하게 됩니다. 한편 직장수지검사를 이용해 전립선암이나 전립선염을 구별할 수도 있는데, 딱딱한 결절이 만져지면 전립선암을 의심할 수 있으며 누를 때 통증이 느껴진다면 전립선염을 의심해 볼 수 있습니다. 또한 직장수지검사를 통해 항문조임근의 긴장도, 회음부의 감각과 구부해면체 반사를 알아보기도 합니다.

구부해면체 반사
천수신경이 정상인지를 알아보기 위한 검사법으로 음경의 귀두 부분을 세게 쥐었을 때 항문의 조임근이 수축하면 천수신경이 정상입니다.

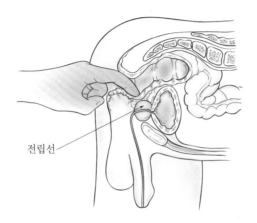

전립선

그림 5-1 직장수지검사 직장수지검사는 전립선비대증을 진단하는 데 필수적인 검사입니다. 항문을 통해 손가락을 넣으면 약 4~5cm 상부의 앞쪽에서 전립선이 호두알만 한 크기로 만져집니다.

소변검사

혈뇨, 단백뇨 및 농뇨가 있는지를 알기 위해 소변검사를 하는데 주로 시험지검사와 요침전물 현미경검사를 시행합니다. 소변검사를 할 때는 처음 부분은 받지 않고 중간뇨를 3분의 1컵 정도 받아 검사합니다. 전립선비대증과 유사한 증상을 보일 수 있는 방광암, 요로감염, 방광결석 등의 질환에서는 혈뇨나 농뇨가 비교적 흔히 관

혈뇨
소변에 적혈구, 즉 피가 섞여 있는 것을 뜻합니다.
농뇨
소변에 백혈구, 즉 염증세포가 섞여 있는 것을 뜻합니다.

찰됩니다. 따라서 소변검사는 필수적인데 증상은 없지만 검사에서
만 관찰되는 현미경적 혈뇨를 가진 노인 환자의 경우, 4~5%에서 3
년 이내에 암이나 다른 비뇨기계 질환이 발견된다는 보고가 있습니
다. 하지만 소변검사에서 정상이라고 해도 앞에 열거한 질환들이
전혀 없을 것이라 속단해서는 안 됩니다.

전립선특이항원검사

전립선특이항원Prostate Specific Antigen; PSA은 전립선 세포의 세포질
에서 분비되는 단백질분해효소로서 정액을 액화하는 작용에 관여
하는 것으로 알려져 있습니다.

　전립선특이항원의 측정은 전립선비대증을 진단하기 위한 검사
라기보다는 전립선암을 감별하는 데 매우 유용한 검사입니다. 대
개 나이에 따라 다르지만 3.0ng/mL 혹은 4.0ng/mL를 흔히 정상 수
치로 판정합니다. 국제 권고안에서는 75세 미만의 경우 3.0, 75세
이상의 경우 4.0을 기준점으로 권장합니다. 정상보다 높은 전립선
특이항원 수치를 보이는 경우에는 전립선암이 있는지 확인하기 위
해 전립선조직검사를 받아야 합니다. 단순히 전립선이 많이 커져
있는 경우에도 전립선특이항원은 증가할 수 있기 때문에 수치가
3.0ng/mL 이상일 경우에는 비뇨의학과 전문의의 상담을 받는 것이
좋습니다. 최근에는 조직검사 이전에 전립선MRI (Magnetic Resonance
Imaging, 자기공명영상)를 촬영하여 전립선암이 의심되는 병변이 있는
지 확인하는 것이 진단의 정확도를 높이는 데 도움이 된다고 알려

져 있습니다. 전립선특이항원의 측정은 전립선암을 조기에 진단하는 데 큰 도움을 주고, 전립선비대증의 예후를 짐작하는 데 도움을 주는 매우 유용한 검사이므로 정상 수치 이상인 경우에는 대부분의 환자가 받아야 할 검사입니다.

배뇨일지 작성

배뇨일지란 환자가 소변을 본 시간과 소변량을 측정한 자가 기록지를 말합니다. 이것은 환자가 느끼는 주관적인 증상을 의사가 더 객관적으로 판단할 수 있게 도와주며, 환자 스스로 자신의 배뇨 패턴을 이해할 수 있도록 해 줍니다(표 5-2).

전립선비대증 환자는 흔히 빈뇨, 야간뇨 등의 저장증상, 즉 방광이 소변을 충분히 저장하지 못하는 데서 생기는 증상을 호소하는데, 배뇨일지를 이용하면 빈뇨와 야간뇨의 횟수 및 야간다뇨의 유무를 객관적으로 파악할 수 있습니다. 또 소변량과 배뇨 횟수를 주간과 야간으로 나누어 계산할 수도 있기 때문에 야간뇨가 심한 환자라면 그 원인이 전립선비대증으로 인해 감소한 방광 용적 때문인지, 또는 야간의 소변량 증가 때문인지를 구별하는 데 도움을 받을 수 있습니다.

일반적으로 나이가 들수록 야간 배뇨 횟수도 증가하는데, 이는 방광 용적이 감소해서라기보다는 야간 소변량의 증가와 관련이 있는 것으로 추측됩니다. 야간뇨와 하부요로증상을 호소하는 환자들에게서 관찰되는 야간뇨량의 증가 원인은 항이뇨호르몬 수치 감소

배뇨일지|Voiding Diary

병록번호 _____ 성명 _____ 성별 M / F _____ 나이 _____ 세

날짜	월 일	월 일	월 일
기상 시간	시 분	시 분	시 분
취침 시간	시 분	시 분	시 분
시간	분/배뇨량	분/배뇨량	분/배뇨량
오전 6시			
7시			
8시			
9시			
10시			
11시			
정오 12시			
오후 1시			
2시			
3시			
4시			
5시			
6시			
7시			
8시			
9시			
10시			
11시			
자정 12시			
새벽 1시			
2시			
3시			
4시			
5시			

표 5-2 배뇨일지 하루에 소변 보는 횟수와 소변량을 적어 환자의 배뇨형태를 알아봅니다.

와 야간 나트륨 배설 증가 때문으로 생각되는데, 이런 현상이 일어
나기까지의 과정은 아직 명확하게 밝혀지지 않았습니다.

요속검사

요속이란 소변이 나오는 속도, 즉 소변줄기가 얼마나 굵은지를 수
치로 나타내는 것으로 1초당 배뇨량을 측정합니다. 요속검사는 배
뇨상태를 객관적으로 나타낼 수 있으므로 대부분의 전립선비대증
환자가 이 검사를 받게 됩니다. 측정기구인 요류계에 소변을 보기
만 하면 되기 때문에, 진단할 때는 물론 치료 중이나 후에도 반복해
서 간편하게 시행할 수 있다는
장점이 있습니다(그림 5-2).

요속검사는 소변을 보기 시
작할 때부터 끝날 때까지 1초
당 배출되는 소변량의 변화가
자동으로 측정되어 곡선 모양
으로 나타납니다. 배뇨량, 최
대요속, 평균요속, 최대요속까
지의 경과 시간, 총 배뇨시간
등 배뇨상태를 확인할 수 있는
여러 측정치가 기계에 자동으
로 기록됩니다. 다만 배뇨량에
따라 요속도 측정치가 실제보

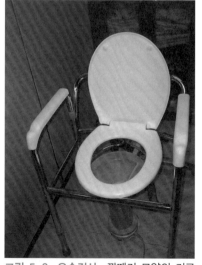

그림 5-2 요속검사 깔때기 모양의 기구
에 소변을 보면 요류가 자동으로 측정되어
기록지에 그려져 나타납니다.

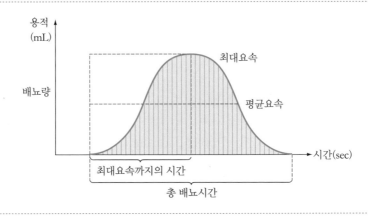

그림 5-3 정상 요류곡선의 모습 정상 요류곡선은 대칭형의 종 모양으로 나타납니다.

다 낮게 나올 수 있기 때문에 통상 150mL 이상의 배뇨량을 유효한 값으로 봅니다. 정상적인 최대요속은 남성의 경우 20~25mL/sec이며, 여성은 남성보다 약간 높아 25~30mL/sec입니다. 최대요속은 배뇨량에 따라 변하며, 나이가 증가함에 따라서 감소합니다. 최대요속이 15mL/sec 이하이면 방광출구폐색을 의심할 수 있고, 10mL/sec 이하이면 폐색일 확률이 좀더 높아집니다. 요속검사 결과는 곡선이 종 모양의 대칭형으로 나타나는 것이 이상적입니다(그림 5-3).

또한 요속검사는 수술 결과를 수술 전과 비교하거나 전립선비대증의 증상이 얼마나 더 심해질 것인지 예견하는 데 도움이 될 수 있습니다. 배뇨량이 150mL 이상인 상태에서, 최대요속이 10mL/sec 이하일 때에는 전립선비대증에 따른 폐색일 가능성이 높고, 수술하면 증상이 호전될 가능성도 높습니다. 그러나 요속은 배뇨 시

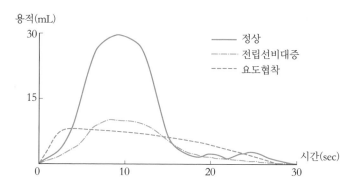

그림 5-4 정상과 비정상 요속곡선 모습의 비교 정상인 경우는 종 모양이지만 전립선 비대증이나 요도협착에서는 최대요속이 감소하여 최고점이 낮아집니다.

방광내압과 요도저항의 상관관계에 따라 결정되기 때문에 최대요 속이 낮은 것만으로 전립선비대증, 배뇨근기능 저하, 요도협착 등 이 있는지를 구분하기 어려운 경우도 많습니다(그림 5-4).

잔뇨 측정

소변을 본 후 방광에 남아 있는 소변을 잔뇨라고 하는데, 정상 성인 의 잔뇨량은 100mL 미만으로 매우 적습니다. 잔뇨량을 측정하기 위해 도뇨관을 삽입하는 경우는 환자들에게 통증을 유발하므로, 현재는 통증이 없고 90% 이상 정확하게 잔뇨량을 측정할 수 있는 잔뇨초음파검사가 일반적으로 시행되고 있습니다. '잔뇨량이 많 다'라는 것은 방광배뇨근의 수축력이 감소되었거나 전립선비대증 같은 하부요로폐색이 있음을 의미합니다. 그러므로 잔뇨량이 많은 환자는 뒤에 설명할 요역동학검사를 통해 배뇨근기능 이상과 하부 요로폐색을 감별해야 하고 치료도 더 적극적으로 받아야 합니다.

　잔뇨는 측정할 때마다 조금씩 결과가 다를 수 있으므로 여러 번 측정해서 정확도를 높이는 것이 좋습니다.

전립선의 크기 측정

전립선비대증은 전립선의 구조 중 요도를 둘러싼 부분이 커짐으로써 요도를 압박해 생기는 질환이므로, 전립선의 크기와 모양은 전립선비대증 환자의 증상과 예후 등을 추정하는 데 도움이 됩니다. 우선 직장수지검사를 통해 대략적인 크기를 확인하고 암을 의심할 수 있는 결절 유무와 딱딱한 정도를 확인한 후, 직장을 통해 전립선초음파검사를 시행하게 됩니다^(그림 5-5).

　직장을 통한 전립선초음파검사는 옆으로 누워 검사를 받게 되는데, 초음파검사 탐촉자가 항문으로 들어가기 때문에 검사 전에 배변을 해서 직장을 비워 두는 것이 좋습니다. 또한 전립선특이항원 수치가 증가되어 있는 경우에는 전립선조직검사와 함께 시행하기도 합니다. 이 검사는 전립선의 크기와 모양을 바로 알 수 있으므로 치료 방법을 결정하는 데 많은 도움이 되기 때문에 현재 기본적인 검사로 일반화되어 있습니다. 전립선의 정상 용적은 20~25mL 정도이며, 30mL 이상이면 전립선비대증을 의심할 수 있습니다. 대략적으로 탁구공 정도의 크기는 약 33mL, 골프공 정도의 크기는 약 40mL, 귤 정도의 크기는 약 65mL, 그리고 테니스공 정도의 크

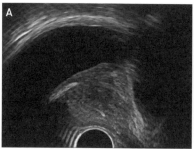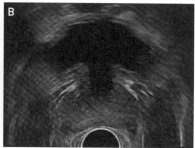

그림 5-5 정상 전립선의 경직장초음파검사 소견 A. 전립선의 종단면 초음파 영상.
B. 전립선의 횡단면 초음파 영상

기는 약 150mL 정도입니다.

전립선비대증 초기에 나타나는 초음파 소견은 전후 직경의 증가인데, 이후 전립선비대가 점차 진행되면 전립선의 모양이 원형으로 변하게 됩니다. 전립선 크기는 치료 방법을 결정하는 데 도움이 됩니다. 전립선의 크기가 30mL 이상인 경우 5알파환원효소억제제를 사용할지 결정하는 데 도움이 되며, 치료 결과를 알아보는 데에도 도움이 됩니다. 또한 수술적 치료에 앞서 크기를 측정하여 수술 방법을 미리 결정하거나, 전립선암을 선별하는 데에도 도움이 됩니다.

혈청 크레아티닌 수치 측정

우리 몸속에 있는 노폐물을 대표하는 혈청 크레아티닌은 신장의 기능이 떨어지면 그 수치가 올라가므로 신장의 상태를 간접적으로 알아볼 수 있는 지표입니다. 전립선비대증 환자에서 요로폐색으로 인해 신장기능이 손상될 수 있는데, 이때 혈청Blood Urea Nitrogen; BUN과 크레아티닌 수치가 상승하고 대사성 산중이 나타날 수 있습니다. 소변검사나 병력청취, 신체검사에서 신장 질환이 의심된다면 이 검사를 필히 받아야 합니다.

3 특수한 상황에 있는 일부 환자들이 받는 검사

앞서 설명한 검사들을 받게 되면 전립선비대증의 대략적인 정도와 전립선암 위험성이 있는지, 또 어떤 치료가 적절할지에 대한 중요한 정보를 얻을 수 있습니다. 그러나 전립선비대증과 동시에 있을 수 있는 신장이나 방광 등의 질환들을 감별하기 위해서 또는 수술 방법 등을 결정할 때 중요한 역할을 하는 방광의 기능 상태를 알아보기 위해 다음과 같은 검사가 필요한 경우가 있습니다.

요역동학검사
요속검사는 비침습적이고 시행하기 쉬워 전립선비대증 진단을 위

혈청BUN
몸속의 노폐물로서 크레아티닌과 비슷한 신장의 상태를 알아볼 수 있는 지표지만, 섭취한 음식 등에 따라 수치가 변할 수 있습니다.
대사성 산중
체내에 산성물질이 증가하여 산−염기의 불균형을 초래하는 상태

해 기본적으로 시행하는 검사지만, 하부요로폐색과 배뇨근의 기능 저하를 감별하기 어려운 경우가 많습니다. 정확한 치료를 위해서는 전립선비대로 인한 요로폐색이 문제인지 아니면 방광배뇨근의 기능 문제인지를 구별할 필요가 있는데, 이때 유용한 검사가 요역동학검사입니다(그림 5-6). 이 검사를 할 때는 다채널압력기록기와 컴퓨터가 필요하며, 폐색 혹은 역류를 실시간으로 볼 수 있는 비디오 요역동학검사에는 방사선 투시장치가 추가로 사용됩니다.

요역동학검사를 하면 전립선비대증으로 인한 방광출구폐색이 정확하게 감별됩니다. 요역동학검사 종류에는 ① 요속검사, ② 방광의 기능을 측정하는 방광내압 측정, ③ 요도의 저항을 측정하는 요도내압 측정, ④ 근전도검사, ⑤ 배뇨할 때 방광의 압력을 측정하는 압력요류검사, ⑥ 방사선 형광투시법을 함께 시행해서 폐색의 부위와 방광요관역류 유무를 알 수 있는 비디오 요역동학검사가 있습니다. 일부 환자들은 이 검사들 중에서 한두 가지만 받아도 충분하나, 복잡한 배뇨장애를 가진 환자는 전체 하부요로기능을 파악하기 위해서 복합적인 검사를 받게 됩니다. 특히 압력요류검사를 하면 소변을 잘 보지 못하는 원인이 방광배뇨근 자체의 문제 때문인지 방광출구의 문제(전립선비대로 인한 요도의 폐색) 때문인지를 알 수 있습니다. 만약 방광출구폐색이 원인으로 확실히 밝혀진다면

근전도검사
요도조임근의 기능을 알아보기 위한 검사로, 요도조임근은 소변을 배출하기 위해 방광근육이 수축할 때 이완되어야 정상입니다.

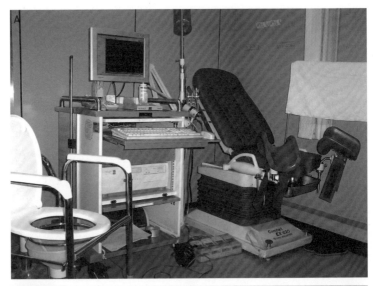

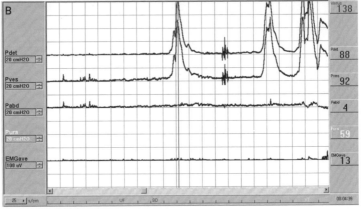

그림 5-6 요역동학검사실 모습(A)과 요역동학검사 결과지(B) 요도로 작은 소변줄을 넣어 방광에 생리식염수를 서서히 채우면서 실제 방광에 소변이 차는 상황을 재현하여 요의 여부, 방광의 압력 변화나 요속의 변화, 근전도를 통한 조임근의 건강 상태를 확인합니다.

수술적 치료가 더 효과적일 수 있지만, 방광의 수축력 감소가 원인이라면 증상이 심해서 수술을 받더라도 효과가 그리 크지 않을 수 있습니다.

상부요로의 영상학적 검사

수술을 앞둔 전립선비대증 환자의 경우 전립선 이외에 방광과 신장, 요관에 이상이 없는지를 확인하기 위해 컴퓨터단층촬영Computed Tomography; CT검사를 받을 수도 있습니다. 컴퓨터단층촬영 검사를 반드시 받아야 하는 경우는 요로감염이 자주 재발한 경우, 육안적 혈뇨와 소변이 막힌 요저류가 나타난 경우, 요로결석의 과거력이 있거나 혈청 크레아티닌 수치가 증가한 경우 등입니다.

방광요도경검사

대부분의 전립선비대증 검사 지침에서 방광요도경검사는 선택적으로 행해지는 검사 또는 권장되지 않는 검사로 분류됩니다. 환자의 고통이 큰 침습적인 검사로, 이를 통해 얻을 수 있는 전립선비대증 관련 정보가 상대적으로 적기 때문입니다.

방광요도경검사에서 하부요로폐색을 의심할 수 있는 소견으로는 전립선의 크기 증가와 요도의 폐색, 방광경부폐색, 배뇨근의 비후, 방광결석 등이 있습니다. 이런 소견들은 요역동학검사로 확인할 수 있는 요로폐색, 배뇨근 불안정성 등과 관련이 있습니다. 그러나 하부요로폐색 환자의 15%는 방광요도경검사에서 정상 소견을

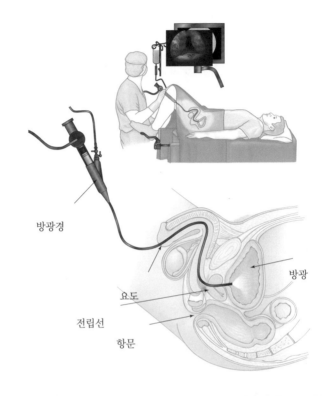

방광경

요도

전립선

항문

방광

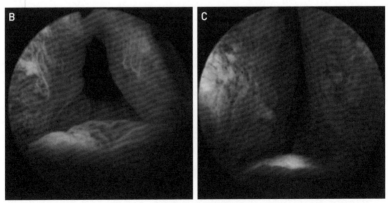

그림 5-7　**방광요도경검사**　A. 방광요도경을 이용해서 방광 내부를 살펴보는 모습.
B. 정상 전립선요도. C. 전립선비대증으로 인해 요도가 막혀 있는 모습

보이고, 반대로 방광요도경검사에서 심한 배뇨근 비후 소견을 보이더라도 그중 일부는 하부요로폐색이 없기 때문에 검사소견과 하부요로폐색이 반드시 일치하는 것은 아닙니다. 따라서 방광과 요도 내의 다른 병변을 확인할 필요가 있거나 수술과 같은 치료 방법을 결정하기 위해 전립선의 크기와 모양을 미리 알 필요가 있는 경우에만 선택적으로 이 검사를 받는 것이 좋습니다(그림 5-7).

요세포검사

요세포검사는 소변 내에 있는 세포를 현미경으로 관찰하여 신장, 요관, 방광 등의 안쪽 벽을 이루는 세포의 이상 여부를 확인하는 검사로 요로상피암을 검사할 때 매우 유용합니다. 방광암이 빈뇨, 요절박 등 전립선비대증과 유사한 증상을 나타내기도 하는데, 특히 상피내암이 있을 때 흔한 것으로 알려져 있습니다. 하부요로폐색 증상보다도 방광자극증상을 주로 느끼는 환자들, 특히 흡연을 많이 하거나 기타 다른 방광암의 위험인자를 갖고 있는 경우 요세포검사를 하는 것이 좋습니다.

CHAPTER 6

전립선비대증의
약물치료

전립선비대증 치료는 크게 비수술적 치료와 수술적 치료로 나눌 수 있습니다
(그림 6-1). 비수술적 치료는 다시 대기요법과 약물치료로 나뉩니다.

대기요법은 주로 증상이 경미한 전립선비대증 환자에게 시행하는데, 6개월에
서 1년 간격으로 정기검진을 받아 약물치료나 수술적 치료가 필요한지를 결정
합니다. 이런 환자들은 평상시에 수분 섭취량이나 수분 섭취 시간대를 조절하
거나 카페인이나 술을 줄이는 등 생활습관을 조절해야 합니다.

약물치료는 전립선비대증 환자들이 느끼는 중증도 이상의 하부요로증상을 일
차적으로 해결해 주며, 전립선의 크기를 줄이거나 더 이상 커지는 것을 방지하
는 데 목표가 있습니다.

이 장에서는 약물치료에 흔히 사용되는 알파차단제, 5알파환원효소억제제, 항
무스카린제, 베타3작용제, 항이뇨호르몬제, PDE-5억제제 등에 대해 살펴보겠
습니다.

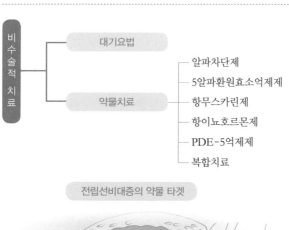

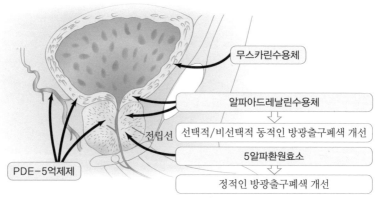

전립선비대증의 약물 타겟

무스카린수용체

알파아드레날린수용체

선택적/비선택적 동적인 방광출구폐색 개선

5알파환원효소

정적인 방광출구폐색 개선

전립선

PDE-5억제제

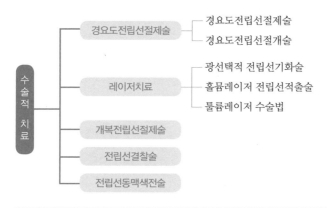

그림 6-1 전립선비대증의 치료법

1 알파차단제

1970년대 이후 꾸준히 개발된 알파차단제는 대규모 연구들을 통해 그 효용성이 검증되어, 현재는 알파차단제 복용이 전립선비대증의 일차 치료법으로 자리 잡고 있습니다. 그 다음으로 많이 쓰이는 약물은 5알파환원효소억제제이며 전립선 크기가 30~40mL 이상의 환자가 복용하면 전립선 크기를 줄일 수 있습니다.

현재 대부분의 진료권고안들에서 소변이 갑자기 전혀 나오지 않는 급성요저류, 방광결석 등 수술 처치가 필요한 경우를 제외하고는 알파차단제를 일차 치료로 권장하고 있습니다.

그럼 알파차단제는 어떻게 작용할까요? 우리 몸에는 자율신경계라는 것이 있고, 이것은 교감신경과 부교감신경으로 나뉘는데 이들은 서로 보완적으로 작용합니다. 교감신경의 종류인 알파교감신경과 베타교감신경은 장기별로 다양하게 분포해 있으며 전립선 및 방광경부에는 알파교감신경이 주로 분포하여 평소에 소변이 새지 않도록 일정한 긴장도를 유지해 줍니다. 그러므로 전립선비대증 환자가 알파차단제를 복용하면 전립선과 방광경부가 이완되어 소변을 시원하게 볼 수 있게 됩니다(그림 6-2). 약제 선택은 나이나 동반 질환, 예상 가능한 부작용의 위험성 등을 판단하여 선택 및 유

자율신경계
심장이나 위장 등은 자율적으로 기능을 유지하는데, 자신의 의지와 상관없이 장기의 기능을 조절하는 신경을 말합니다.

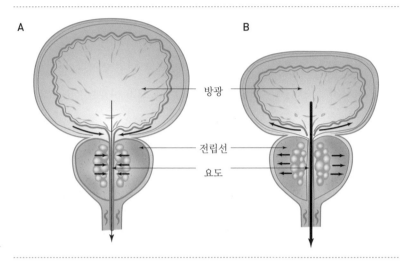

A   B

방광

전립선
요도

그림 6-2 알파차단제의 작용기전 A. 전립선비대증에 의해 방광경부와 요도로 압력이 증가하여 배뇨증상이 나타나게 됩니다. **B.** 알파차단제를 통해 압력이 감소하고 소변 배출이 용이하게 됩니다.

지하거나 변경하게 되며, 현재 성분명에 따라 테라조신, 독사조신, 알푸조신, 탐술로신, 실로도신, 나프토피딜 등이 널리 사용되고 있습니다. 각각의 약물에 대해 자세히 살펴보겠습니다.

알파차단제의 종류

테라조신terazosin

테라조신은 처음에 고혈압 치료제로 개발된 비특이적 알파차단제로, 1993년에 전립선비대증 치료제로 미국 식품의약국Food and Drug Administration; FDA의 승인을 받아 치료에 상용화된 약물입니다. 약효가 오래가기 때문에 하루에 한 번만 투여해도 충분하며, 대개 취침 전에 먹기를 권장합니다. 각각의 환자에게 적절한 투여량을 찾고 부작용을 줄이기 위하여 최소용량부터 시작해 점차 투여량을 늘려 나갑니다. 처음에는 취침 전 1~2mg을 복용하고 증상이 개선될 때까지 천천히 증량하며, 유지량으로는 1일 1회 5~10mg을 복용합니다.

테라조신은 고혈압 환자의 혈압 강하에도 효과가 있는데, 성인에서 전립선비대증과 고혈압이 함께 있을 확률은 약 25% 정도이고, 이 두 질환은 교감신경의 활성도가 증가하여 유발된다는 공통점이 있습니다. 그러므로 알파차단제를 사용하면 전립선평활근이 이완되어 하부요로증상이 개선되고, 동시에 혈관이완 작용이 일어나 혈압도 함께 떨어지는 이중 효과를 얻을 수 있습니다. 이 밖에도 테라조신은 혈중 콜레스테롤 수치를 낮춘다고 알려져 있습니다.

테라조신의 부작용은 기립성 저혈압, 두통, 무기력 등이며 투여를 중단하면 해결됩니다. 특히 노약자나 다른 중증 질환이 있는 환자에서는 약물 복용 후 어지럼증이 생길 수 있는데, 갑자기 일어날 때 어지럼증이 생겨 넘어지거나 낙상할 수도 있으므로 주의해야 합니다. 따라서 대개는 취침 전에 복용하면 됩니다.

독사조신doxazosin

독사조신은 테라조신과 비슷한 구조의 비특이적 알파차단제로서, 전립선요도와 방광평활근을 이완시켜 임상적 효과를 나타낸다는 점이 테라조신과 비슷합니다. 독사조신은 간에서 대부분 대사되며, 투여 약물의 65% 정도는 대변을 통해 대사산물 형태로 배설됩니다. 건강한 사람에서 독사조신이 제거되는 데 걸리는 반감기는 9~12시간입니다. 나이, 신장기능에 따른 투여 용량은 제거율 반감기에 크게 영향을 미치지 않으므로 노인이나 신부전이 있는 환자에서도 용량을 조절할 필요가 없습니다. 독사조신은 투여 2~3시간 내에 혈장 내 최고수치에 도달하여 효과가 빠르게 나타나고 혈장 내 반감기가 길기 때문에 1일 1회 복용으로도 충분합니다. 테라조신과 마찬가지로 처음에 저용량으로 투약을 시작해서 점진적으로 용량을 늘려 나가는데, 효과적인 용량에 도달하려면 2주마다 용량을 2배로 늘려 개개인에게 부작용이 없는 최대의 용량을 결정해야 합니다. 대부분 1일 1회 4mg을 취침 전 복용하고, 환자의 반응에 따라 1일 1회 8mg까지 증량할 수 있습니다.

약 성분이 서서히 장내로 배출되는 서방형 제제가 개발되었으며, 정제 외부막은 소화가 되지 않아 그대로 배출되므로 혹시 변기에서 정제가 보이더라도 놀랄 필요는 없습니다. 또한 독사조신은 발기능력을 개선시킬 수 있다는 일부 연구 결과가 있습니다. 부작용으로 다른 알파차단제와 마찬가지로 기립성 저혈압, 어지럼증, 무기력 등을 느낄 수 있습니다.

알푸조신alfuzosin

알푸조신은 다른 알파차단제인 테라조신, 독사조신과 공통점이 있지만 분자구조는 약간 다릅니다. 알파아드레날린수용체의 아형을 선택적으로 차단하지는 않지만 혈액보다 전립선 조직에서 더 선택적으로 작용합니다.

서방형 알푸조신은 세 층으로 이루어져 있고 20시간에 걸쳐서 방출되며 2~12시간 동안 일정한 용해율을 유지합니다. 대부분의 약물은 위 내에서 서서히 용해되고, 대장보다 십이지장에서 더 잘 흡수됩니다. 공복에 복용하면 혈장 농도가 감소하므로 식후에 복용하는 것이 좋아 1일 1회 10mg을 저녁식사 직후 복용합니다.

알푸조신은 혈액뇌장벽을 잘 통과하지 못하므로 어지럼증이나 졸음 같은 중추신경계와 관련한 부작용은 드물어, 노인 환자도 안전하게 복용할 수 있습니다. 알푸조신은 간에서 대부분 대사되어 대변으로 배설되고 10%만이 대사되지 않고 소변으로 배설되기 때문에 신부전 환자의 경우 용량을 감량하거나 조절할 필요가 없지만, 간부전 환자는 가급적 복용하지 않는 것이 좋습니다.

부작용은 드물며, 역행사정 위험성이 탐술로신이나 실로도신보다 낮다는 보고가 있어 성적으로 활발한 경우 선택할 수 있는 약제입니다. 간혹 복용 후 수시간 이내에 기립성 저혈압이 발생할 수 있으므로, 어지럼증 등의 증상이 나타난다면 증상이 사라질 때까지 누워 있는 것이 바람직합니다.

탐술로신tamsulosin

알파차단제는 증상과 요속을 개선하는 데 효과적이지만 심혈관계에도 분포하는 알파아드레날린수용체에 동시에 작용하여 저혈압 등 부작용을 일으킬 수 있습니다. 그러나 탐술로신은 전립선에 분포한 알파아드레날린수용체에만 선택적으로 작용하기 때문에 혈관계 부작용, 즉 기립성 저혈압이나 어지럼증 등이 적은 것이 특징입니다.

탐술로신은 서방형으로 되어 있어 최대흡수시간이 늦은 반면 작용시간이 깁니다. 반감기는 14~15시간이므로 하루 1회 복용으로도 일정 혈중 농도 이상을 유지할 수 있습니다. 탐술로신은 음식물과 함께 복용해도 흡수율이 높은 편이고 일정한 혈중 농도를 유지할 수 있기 때문에 취침 전 혹은 식후 30분에 복용하는 것을 권장합니다. 대부분 0.2mg을 1일 1회 복용하고, 0.4mg까지 증량할 수 있습니다. 간기능장애가 있거나 65세 이상의 노인 환자, 신장 기능이 저하된 경우에도 특별히 약의 용량을 줄일 필요는 없습니다. 부작용으로는 선택성 알파아드레날린수용체 효과로 인한 사정장애, 어지럼증, 코막힘 등이 있습니다.

실로도신silodosin

실로도신은 전립선, 요도, 방광 삼각부 등 하부요로에 주로 위치하여 수축에 관여하는 알파1A수용체에 선택적으로 결합합니다. 이같은 알파1A수용체에 대한 높은 선택성은 교감신경계의 자극을 억제하고 하부요로 조직의 평활근을 이완시켜 요도 내 압력 증가를 감소시킵니다. 따라서 기립성 저혈압 등의 심혈관계 부작용이 상대적으로 적습니다.

실로도신은 2006년 일본에서 처음 출시된 후 2008년 10월에 미국 식품의약국의 승인을 받았으며, 우리나라에서는 2009년부터 처방되기 시작한 약물로, 권장 용량은 1일 2회 4mg씩 또는 1일 1회 8mg입니다. 연구 결과에 따르면 실로도신을 투여한 환자의 최대요속이 2~6시간 내에 개선되었고 투여한 지 3~4일째부터 배뇨증상 개선 효과를 보였습니다. 국제 전립선 증상점수가 20 이상인 중증 환자에게 투여한 지 3~4일 안에 배뇨증상[소변주저(지연뇨), 잔뇨감, 단속뇨, 약한요류(세뇨)]과 저장증상(빈뇨, 요절박, 야간뇨)이 유의하게 개선되었습니다. 안전성과 관련한 연구에서는 실로도신과 고혈압 치료제 및 발기부전 치료제를 40주간 병용했을 때 중대한 부작용이 발생되지는 않았습니다. 하지만 실로도신의 강력한 선택성 알파아드레날린수용체 효과 때문에 사정장애가 발생할 수 있고 약물 복용을 중단하게 되면 부작용은 사라지게 됩니다.

나프토피딜naftopidil

나프토피딜은 일본에서 개발된 약물로 국내에서는 2012년부터 출시되었고, 통상 1일 1회 25mg부터 투여를 시작하고 최대 75mg까지 사용합니다. 주로 간으로 배설되기 때문에 유의한 간기능장애가 있거나 고령 환자에서는 주의를 요합니다.

알파1A수용체에 비해서 방광 체부에 주로 분포하는 알파1D수용체에 3배 이상 선택성이 높아서, 배뇨증상(소변주저, 잔뇨감, 단속

뇨, 약한요류) 개선뿐만 아니라, 저장증상(빈뇨, 요절박, 야간뇨)의 개선
에도 효과적이라고 알려져 있습니다. 또한 이런 수용체 선택성으
로 사정장애의 발생이 적다고 보고되어, 비교적 젊고 성기능을 고
려해야 할 경우에 생각할 수 있습니다. 한 조사에서 이상 반응의 발
현은 3.3%로 적었고 대개는 어지럼증, 저혈압 등이었습니다.

알파차단제와 고혈압

2020년 보건복지부의 국민건강영양조사에 따르면 나이가 듦에 따
라 고혈압의 유병률이 높아지는데 30세 이상의 28%, 60세 이상의
약 48%에서 혈압이 정상보다 높다고 합니다. 그러므로 전립선비
대증 환자에게 고혈압이 동반될 확률이 매우 높을 것이라고 짐작할
수 있고, 실제로도 고령 남성의 40% 이상에서 전립선비대증과 고
혈압이 동반되어 있다고 알려져 있으므로, 두 질환을 동시에 치료
할 수 있는 약물은 비용과 효과 면에서 매우 유용하다고 할 수 있습
니다.

　원래 알파차단제는 고혈압을 치료하기 위해 개발된 약물이지
만, 현재 고혈압의 일차 치료제로는 사용되지 않습
니다. 미국 식품의약국은 독사조신과 테라조신
두 약제를 고혈압과 전립선비대증을 동시에 치
료하는 데 사용하는 것을 승인했습니다.

　독사조신은 고혈압을 가진 환자의 혈압을
유의하게 낮추지만 정상 혈압을 가진 환자의

혈압에는 유의한 영향을 주지 않습니다. 탐술로신, 알푸조신, 실로
도신은 고혈압 및 정상 환자 모두의 혈압에 유의한 영향을 주지 않
습니다. 따라서 고혈압과 전립선비대증의 두 질환이 있을 때 각 질
환에 해당하는 약제를 사용하면 됩니다. 그러므로 전립선비대증
환자가 고혈압이 있다고 하더라도 알파차단제를 비교적 안전하게
사용할 수 있습니다.

알파차단제와 성기능

전립선비대증을 치료하기 위해 약제를 사용했는데 성기능까지 좋
아진다면 얼마나 좋을까요? 이론적으로는 교감신경을 차단하는 것
이 발기를 유발할 수 있으므로 전립선비대증 치료에 사용되는 알파
차단제가 발기능력에 어느 정도 영향을 줄 수 있습니다.

　일부 연구에서는 알파차단제를 복용한 후 배뇨증상이 호전되면
서 성기능도 향상되었다는 보고가 있는데, 연령이 낮고 투약 전 전
립선비대증에 따른 증상이 가벼울수록 성기능이 더 호전되었다고
합니다. 그러나 이 보고에서 성기능의 향상이 알파차단제에 따른
직접적인 효과인지, 배뇨증상이 호전되어 전반적인 삶의 질이 향
상된 것인지는 명확하지 않습니다. 그러나 알푸조신 이외 독사조
신, 테라조신, 탐술로신 등을 1개월 이상 복용한 후 일부 환자에서
성기능이 개선되었다는 연구 결과들이 있기 때문에 그 이유는 확실
하지 않더라도 성기능 향상을 기대해 볼 만합니다.

　반면에 알파차단제는 드물지만 약제에 따라 사정장애를 유발할

수 있습니다. 특히 실로도신과 탐술로신이 다른 약제에 비해 역행 사정과 무사정 등 비정상적인 사정을 유발하는 빈도가 약간 높습니다. 그러나 환자의 생활의 질을 많이 떨어뜨리는 정도는 아니며, 복용을 중단하면 원상태로 돌아옵니다. 또 이 때문에 건강에 문제가 생기지는 않으므로 큰 걱정 없이 복용해도 좋습니다.

2 5알파환원효소억제제

5알파환원효소억제제의 역사적 배경

전립선은 여성의 난소나 유방처럼 성장을 조절하는 데 호르몬이 반드시 필요한 호르몬 의존성 장기입니다. 전립선비대증의 발생에는 여러 호르몬이 관여하며, 이 중 남성호르몬, 즉 테스토스테론이 가장 중요한 작용을 하는 것으로 밝혀졌습니다. 그러므로 선천적으로 성선기능저하증이 있는 환자나 사춘기 전에 고환이 절제된 사람은 전립선암이나 전립선비대증이 발생하지 않습니다.

호르몬 작용을 이용한 최초의 치료는 1896년 캐벗이 시행한 양측 고환절제술입니다. 그는 전립선비대증 환자 79명의 양측 고환을 절제했고, 환자의 80%에서 증상이 개선되었습니다. 1940년대에는 고환을 절제하면 전립선이 위축된다는 연구 결과가 발표되었

성선기능저하증
생식샘(성선)의 기능이 떨어져 성호르몬의 분비가 없거나 저하되어 있는 병

고, 여성호르몬의 일종인 스틸베스트롤stilbestrol을 전립선비대증 환자에게 사용하면 증상이 호전된다는 결과도 보고되었습니다. 이후에도 다양한 호르몬제들을 전립선비대증 치료에 시도했지만 현재는 호르몬 저하에 따른 전신적 부작용으로 인해 사용하지 않고 있습니다.

전립선이 성장과 발달을 하고 기능을 발휘하기 위해서는 디하이드로테스토스테론이라는 호르몬이 필요합니다. 디하이드로테스토스테론은 남성호르몬인 테스토스테론이 조직 내에서 5알파환원효소에 의해 변환된 것으로 테스토스테론보다 10배 이상 강력하게 작용합니다. 그러므로 5알파환원효소를 차단하는 약물을 투여해서 디하이드로테스토스테론의 생성을 줄이면 전립선 크기를 줄일 수 있습니다.

5알파환원효소억제제의 적용 및 종류

국제 전립선 증상점수 8점 이상의 하부요로증상이 있고, 전립선 크기가 30mL를 초과하거나, 전립선특이항원 수치가 1.5ng/mL 초과하는 경우, 직장수지검사에서 비대증이 의심되는 경우에 5알파환원효소억제제 투여를 고려하게 되며, 진단 시 비대증이 심할수록 약효가 뛰어날 수 있습니다.

하부요로증상 및 전립선비대증의 악화를 예방하고, 요 정체 및 침습 수술의 필요성을 낮추기 위해 단독 복용 혹은 알파차단제와 병용할 수 있습니다. 전립선 크기는 투약한 지 6개월 이후에

15~25% 정도 줄어들기 때문에 최대의 치료 효과를 얻기 위해서는 최소 6개월 이상 투여해야 합니다. 또한 전립선절제술에 의한 출혈 위험성을 낮추기 위한 목적으로 사용할 수 있어 수혈 필요성을 낮추어 줄 수 있습니다. 주의할 점으로는 성욕 감퇴나 발기부전 등 성생활과 관련한 부작용에 대해 충분히 인지하고 복용을 시작해야 합니다. 현재 피나스테리드와 두타스테리드가 국내에서 사용되고 있습니다.

피나스테리드 finasteride

피나스테리드는 최초로 개발된 5알파환원효소억제제로, 2005년에 특허기간이 만료되어 국내에서도 여러 제약회사가 다양한 상품명으로 생산 및 판매하고 있습니다.

피나스테리드는 스테로이드성 약물로서 안드로겐수용체와는 잘 결합하지 않습니다. 주로 위장관을 통해 흡수되는데 5mg을 복용한 후 2시간 내에 혈장 내 최고 농도에 도달하며, 음식물을 섭취해도 흡수 및 약물 효과에 영향을 받지 않습니다. 주로 간에서 대사되며 담즙을 통해 배출됩니다. 반감기는 약 4.7~7.1시간이며 임상효과는 약 2~3일 후에 나타납니다.

5알파환원효소에는 1형과 2형의 두 가지 아형이 존재하는데 1형은 주로 피부와 간조직 등의 여러 장기에 존재하고, 2형은 간과 전립선을 포함한 요로 생식기에 주로 존재합니다. 피나스테리드는 이 중에서 주로 전립선에 있는 2형 5알파환원효소를 억제해 전립선과 혈중 내에 존재하는 디하이드로테스토스테론을 감소시킵니다.

피나스테리드의 효과에 대한 두 개의 대규모 임상 연구 결과가 있습니다.

첫 번째는 중증 이상의 전립선비대증 환자를 대상으로 4년간 실제 복용군과 위약군을 무작위로 선정해 그 결과를 대조했는데, 피나스테리드 복용군이 위약군에 비해 급성요저류의 위험도가 57% 감소했고, 전립선 크기가 55mL 이상인 환자에서는 수술이 필요하거나 급성요저류가 발생할 확률이 70% 이상 감소했습니다.

두 번째는 전립선암 예방 효과에 대한 연구로, 7년간 추적관찰했을 때 피나스테리드 투여군이 위약군에 비해 전립선암 발생 빈도가 24.8% 감소했습니다. 하지만 고등급의 전립선암 발생은 피나스테리드 투여군에서 더 많이 발생한 것으로 나타나 미국 식품의약국에서는 이에 대한 경고 문구를 제품설명서에 추가하도록 했습니다. 그러나 아직까지 인과관계가 명확히 밝혀지지 않았으므로 비뇨의학과 전문의의 처방과 주기적인 전립선특이항원검사를 받으면서 복용하면 안전합니다.

전립선암을 진단하고 치료 효과를 관찰하는 데 이용되는 전립선특이항원 수치는 피나스테리드를 복용했을 때 감소하게 되는데, 보통 6개월 복용하면 평균 50% 정도 떨어지게 되므로 피나스테리드를 투여하기 전에는 반드시 전립선특이항원 수치를 측정해야 합니다. 이미 피나스테리드를 투여하고 있다면 현재 전립선특이항원 수치의 2배를 실제 수치로 생각하고, 만약 복용 중에 전립선특이항원 수치가 정상 범위보다 상승한다면 조직검사를 고려하게 됩니다.

두타스테리드 dutasteride

기존의 피나스테리드가 2형 5알파환원효소에만 작용하는 데 비해 두타스테리드는 1형과 2형 모두에 작용합니다. 피나스테리드가 혈중 디하이드로테스토스테론 농도를 70%가량 줄여 주는 반면, 두타스테리드는 95%까지 감소시킨다는 보고가 있습니다. 하지만 전립선 조직에는 2형 5알파환원효소가 월등히 많으며, 전립선의 디하이드로테스토스테론 감소 효과는 피나스테리드 80%, 두타스테리드 94% 정도로 확인되었습니다. 두타스테리드는 국내에서도 2004년부터 전립선비대증 환자에게 많이 사용되고 있습니다.

체내에 빠르게 흡수되는 편으로 생체이용률이 60%에 이르며 섭취하는 음식에 따라서 10~15%가량 감소할 수 있으며, 대부분 간에서 대사되어 대변으로 배설됩니다. 고령환자에게 투여할 때에도 특별히 용량을 조절할 필요는 없고, 소변으로 배출되는 양이 극히 미미하기 때문에 신기능 저하 환자에서도 용량을 조절할 필요가 없습니다. 그러나 간에서 대사되고 반감기가 약 5주 정도로 길기 때문에 중등도 이상의 간기능장애가 있는 경우에는 용량을 조절해야 하고 중증일 경우에는 사용하지 않는 것이 좋습니다.

두타스테리드의 유효성과 안전성에 관한 연구 결과에서 24개월 동안 약물을 투여한 후 위약군에서는 혈청 디하이드로테스토스테론이 5% 증가한 반면, 투여군에서는 94% 감소했습니다. 전립선

용적은 1개월 후부터 유의하게 지속적으로 감소했는데, 24개월 후 전립선 크기는 투여 전보다 26% 감소했습니다. 국제 전립선 증상 점수는 위약군에서 2.3점 감소했는데, 투여군에서는 4.5점 감소하여 투여군의 증상이 유의하게 호전되었습니다. 최대요속은 투여군이 위약군보다 1.6mL/sec 더 증가했고, 전립선특이항원 수치는 피나스테리드의 경우와 비슷하게 52% 감소했습니다. 급성요저류의 위험은 2년 후 57% 감소했고, 전립선비대증으로 인해 수술할 위험성은 2년 후 48% 감소했습니다. 투여한 지 1년 이내에는 발기부전, 성욕 감퇴, 여성형 유방, 사정장애 등 부작용이 위약군에 비해 증가했으나 1년 이상 투여한 후에는 여성형 유방 외에 유의한 차이가 없었습니다.

또한 두타스테리드와 독사조신의 병합요법에 대한 연구 결과에서는 이전 피나스테리드 병합요법과 마찬가지로 병합투여군에서 전립선비대증의 진행 가능성이 더 큰 폭으로 감소했습니다.

3 항무스카린제와 항이뇨호르몬제

전립선비대증 치료에는 알파차단제와 5알파환원효소억제제가 주로

여성형 유방
남성호르몬이 감소하여 상대적으로 여성호르몬의 비율이 높아져 남성의 유방이 여성의 유방처럼 커지는 현상

사용되지만, 항무스카린제와 항이뇨호르몬제 등도 사용됩니다. 항무스카린제는 중등도 이상의 저장증상이 있는 경우 적용할 수 있는데, 우선 과민성방광 질환을 이해할 필요가 있습니다.

과민성방광

과민성방광이란 용어는 2002년 국제요실금학회에서 처음으로 정의되었습니다. 남성에서 하부요로증상은 주로 전립선비대증으로 인한 방광출구폐색 때문에 발생되는데, 전립선비대증 환자의 50~80%가 과민성방광증상을 보이고, 수술적 치료로 방광출구폐색을 해결하더라도 약 25~30%에서 과민성방광증상이 지속됩니다.

그동안 남성의 하부요로증상을 치료할 때는 전립선에 초점을 맞추어 앞서 언급한 알파차단제와 5알파환원효소억제제를 단독 또는 병용 투여해 왔습니다. 하지만 이들만으로는 방광의 기능장애로 인한 저장증상, 즉 요절박, 빈뇨, 야간뇨 등의 과민성방광증상을 효과적으로 호전시키지 못했습니다. 이전 많은 연구들이 항무스카린제가 방광출구폐색 유무에 관계없이 과민성방광증상을 호전시킨다는 결과를 내놓았습니다. 또한 전립선비대증으로 인한 방광출구폐색증상을 호소하는 환자 중 효과적으로 치료되지 않는 환자군의 가장 큰 불편함은 요절박, 빈뇨, 야간뇨 등 과민성방광증상

과민성방광
소변이 급해서 금방이라도 쌀 것 같은 요절박이 있으면서 빈뇨와 야간뇨 등이 함께 있는 경우를 말하는데 절박요실금을 동반하기도 합니다.

들이었습니다. 따라서 전립선비대
증을 치료할 때는 전립선과 함께 과
민성방광 치료도 병행할 필요가 있
습니다. 또한 약물치료와 함께 행동
치료 및 예방을 위한 식생활습관도
중요합니다.

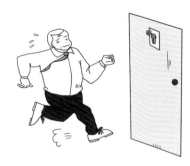

항무스카린제

현재 임상에서 사용되는 항무스카린제로는 옥시부티닌oxybutynin,
프로피베린propiverine, 톨테로딘tolterodine, 트로스피움trospium, 솔
리페나신solifenacin, 페소테로딘fesoterodine 등이 있습니다. 이 약물
들은 방광근육의 무스카린수용체와 결합하여 활성화된 부교감신
경에서 분비되는 아세틸콜린을 억제하여 방광수축력을 감소시킵
니다. 따라서 방광기능이 저하된 환자일 경우에는 오히려 이 약물
들이 소변주저(지연뇨), 잔뇨량 증가와 같은 배뇨장애를 유발할 수
있습니다. 그러므로 비뇨의학과 전문의의 자세한 문진과 함께 배
뇨 후 잔뇨량 및 요속검사를 통해 안전하게 사용해야 합니다. 관련
연구들에서 알파차단제와 병용했을 때 드물게 배뇨 후 잔뇨량이 늘
어나는 부작용이 발생했지만 투여량을 줄이자 증상은 호전되었다
고 합니다. 급성요저류 위험성은 증가하지 않으므로 항무스카린제
는 남성 과민성방광 환자에게 어렵지 않게 사용할 수 있는 약물입
니다.

옥시부티닌은 항콜린 작용과 직접적인 평활근 이완 작용 및 국소마취 작용 등 다양한 약리 작용을 합니다. 권장 용량은 5mg을 하루 3~4회 복용하지만 더 적은 용량을 쓰는 경우도 있습니다. 용량에 비례해서 부작용도 증가하는데 부작용으로는 입마름이 가장 흔하고, 변비, 졸음, 시야 흐림 등이 생길 수 있습니다.

프로피베린은 항콜린 작용과 함께 칼슘길항 작용을 하는 약물입니다. 대개 20mg을 1일 1회 복용하는데, 현재 시중에 10mg, 20mg 두 가지 제형이 나와 있어 용량 조절이 용이합니다. 특히 과민성방광증상을 동반한 전립선비대증 환자에게 알파차단제와 병용 투여가 가능한 일차 약물입니다.

톨테로딘은 침샘보다 방광조직에 친화도가 높아서 입마름의 부작용이 비교적 적다고 알려져 있습니다. 서방형 톨테로딘 2mg, 4mg이 사용되고 있는데, 2mg 또는 4mg을 1일 1회 복용하는 방법을 권장합니다.

트로스피움은 항콜린 작용과 신경절ganglion 차단 효과가 있습니다. 20mg을 1일 2회 복용하는 방법을 권장합니다.

솔리페나신은 2004년 미국 식품의약국 승인을 받았고 국내에는 2007년 12월부터 사용되고 있습니다. 1일 1회 5mg부터 증상이나 효과에 따라 10mg까지 증량할 수 있습니다. 투여한 지 1주 안에 과민성방광증상이 개선되며, 약물의 반감기가 길고 생체이용률이 높

신경절
신경과 신경이 절을 이루어 신경전달 물질의 전달이 이루어지는 곳입니다.

아 경구투여 후 3~8시간에 최고 혈중 농도에 도달합니다. 주로 간에서 대사되며, 소변과 대변으로 배설됩니다. 방광에 분포하는 무스카린수용체에 선택적으로 작용해 입마름 및 인지장애 등의 부작용은 상대적으로 드뭅니다.

페소테로딘은 4mg, 8mg이 사용되고 있고 1일 1회 복용하도록 권장하고 있습니다. 기존 약물들이 간에서 대사되는 것과 달리 전신에서 대사됩니다. 따라서 여러 가지 약물을 병용하고 있는 과민성방광 환자에게서도 일정한 치료 결과를 기대할 수 있습니다.

결론적으로 항무스카린제는 기존의 알파차단제와 5알파환원효소억제제를 사용한 약물치료, 수술적 치료로도 해결되지 않고 지속되는 과민성방광증상에 사용할 수 있는 치료법입니다. 초기 치료 시 요역동학검사 없이도 항무스카린제만 복용하거나 알파차단제와 함께 복용하여 성공적인 효과를 얻을 수 있습니다. 소변검사, 최대요속, 배뇨 후 잔뇨량 같은 최소한의 검사를 통해 배뇨곤란이나 급성요저류 등의 부작용도 줄일 수 있습니다.

베타3작용제

베타3 교감신경은 방광 체부에 분포하여 방광 이완에 관여하므로, 이를 활성화시키면 기능적 방광 용적이 증가하고 배뇨근 수축 발생을 줄일 수 있는 것으로 알려져 있습니다. 베타3작용제는 항무스카린제와 유사한 빈뇨, 절박뇨 등에 감소 효과를 보이면서도 입마름이나 변비 등의 부작용은 적습니다. 초기 보고들에서 단독 투여는 전립선비대증에 의한 하부요로증상 개선에 큰 도움이 되지 않는다고 했지만, 알파차단제와 같이 복용할 경우 저장증상의 개선 효과가 좋으며 항무스카린제와 병용할 때 상승 효과가 있습니다. 1일 1회 50mg 단일 용량으로 복용합니다. 단, 복용 시 빈맥, 두근거림, 혈압 상승 등 심혈관 부작용이 있을 수 있어 잘 조절되지 않는 고혈압, 부정맥이 있는 환자에서는 사용하기 어렵습니다.

항이뇨호르몬제

데스모프레신desmopressin

전립선비대증 환자가 불편해 하는 대표적 증상 중 하나가 야간뇨입니다. 야간뇨는 자다가 소변을 보기 위해 일어나는 것으로, 숙면을 방해할 뿐만 아니라 자면서 자주 움직이게 되어 거동이 불편하다면 침대에서 떨어질 위험도 큽니다. 야간뇨의 원인은 매우 다양한데, 가장 큰 원인은 야간다뇨입니다. 노인의 경우에 소변량을 감소시키는 호르몬인 바소프레신vasopressin이 밤에 충분히 분비되지 않아 야간에 소변 생성량이 많아지게 되고 결과적으로 야간뇨가 생기는 것입니다.

데스모프레신은 항이뇨 효과가 있는 합성 바소프레신 유사체로 자다가 이불에 오줌을 싸는 소아의 야뇨증에 많이 사용해 왔

야간다뇨
하루 요량의 33% 이상이 야간에 배설되어 야간 요량이 증가하는 것으로 야간뇨의 원인입니다.

는데, 성인의 야간다뇨로 인
한 야간뇨증상에도 효과가 있
는 것으로 보고되어 많이 사용
되고 있습니다. 보통 1일 1회
0.05~0.1mg을 자기 전에 복용
하는 방법을 권장하는데, 효과
가 적을 경우 최대 0.4mg까지
증량할 수 있습니다. 부작용은

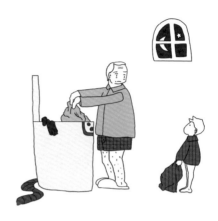

대부분 가벼운 수준이나, 종종 수분이 축적되어 저나트륨혈증 같
은 심각한 부작용이 생기기도 합니다. 그러므로 이 약물을 복용할
때는 저녁에 수분을 과도하게 섭취하면 안 됩니다. 특히 65세 이상
환자의 경우 저나트륨혈증의 발생위험이 상대적으로 높기 때문에
복용 2시간 전부터 혹은 저녁식사 이후로 수분 섭취를 제한하고,
복용 후 반드시 전해질 검사를 해야만 합니다.

4 PDE-5억제제

원래 PDE-5억제제phosphodiesterase type 5 inhibitor는 발기부전에 사

저나트륨혈증
체내 수분이 증가하면 혈액 내 전해질 중 나트륨의 농도가 감소하여 여러 가지 증
상이 나타나는 것을 말합니다.

용되는 약물로, 현재 실데나필sildenafil, 타다라필tadalafil, 바데나필 vardenafil 등이 전 세계적으로 시판되고 있고, 유데나필udenafil, 미로데나필mirodenafil, 아바나필avanafil 등이 국내에서 개발되어 사용되고 있습니다.

그런데 하부요로증상을 가진 환자군에서 이런 발기부전 약제를 복용한 후 하부요로증상이 개선되는 양상이 관찰되었습니다. 이 약물들은 음경해면체 및 음경동맥에 존재하는 평활근을 이완시켜 음경 발기를 유도하게 되는데, PDE-5는 전립선 및 요도에도 존재하므로 이런 약물을 복용하면 전립선과 요도평활근이 이완되어 배뇨증상이 개선되는 것으로 알려져 있습니다.

현재까지 대규모 역학조사 결과에서 하부요로증상이 발기부전의 주요 위험인자로 작용한다는 사실이 알려졌고, 이 두 질환의 병태생리적 기전을 보면 유사한 점이 많습니다. 따라서 하부요로증상과 발기부전 치료를 위해 알파차단제와 PDE-5억제제를 병용하는 것이 도움이 되는 것으로 보고 있습니다. 저용량 타다라필을 통한 하부요로증상 개선 효과가 보편적으로 알려져 있으나, 현재는 안정성과 비용 문제 때문에 PDE-5억제제를 하부요로증상 치료에 장기간 적용하기는 어렵습니다. 여러 연구 결과에서는, PDE-5억제제를 복용한 경우 위약을 복용한 경우보다 배뇨증상과 발기능력 개선에 유의한 효과가 있었으나 실제 최대요속의 증가는 없었습니다. 다른 연구들에서는 PDE-5억제제 복용군에서 최대요속도 알파차단제와 대등할 정도의 호전을 보였고, 알파차단제와 병용 투여

시 알파차단제 단독 사용에 비해 최대요속을 더 개선시키는 것으로 밝혀져, 이에 대한 추가 연구가 필요한 실정입니다.

　　PDE-5억제제의 부작용은 대개 15~20% 정도로 보고되는데, 안면홍조, 위식도역류, 두통, 소화불량 등입니다. 또한 PDE-5억제제와 알파차단제를 같이 투여할 경우, 혈압의 저하가 나타날 수 있습니다. 비록 알파1A수용체에 선택성이 높은 알파차단제를 병합하는 것이 의미 있는 혈압 저하를 일으키지 않는다고 보고되었으나, 이 두 약물을 같은 시간대에 복용하는 것은 피하는 것이 좋습니다.

CHAPTER 7

전립선비대증의
수술적 치료

최근에는 전립선비대증 치료에 효과적인 약물이 많이 개발되어 반드시 수술적 치료를 받지 않아도 되는 경우가 많아졌지만 전립선비대증에 의한 폐색을 해결하는 근본적인 치료법은 수술입니다.

여러 번에 걸쳐 소변을 전혀 보지 못하거나, 요로감염이나 혈뇨가 반복되는 경우, 급성 혹은 만성적으로 신장기능이 저하되거나 방광결석이 동반되는 경우 등은 반드시 수술적 치료를 받아야 합니다. 이런 경우에는 환자의 증상과 상관없이 장기적으로 신장과 방광의 손상 위험이 높기 때문입니다.

전립선비대증의 수술적 치료로는 경요도전립선절제술, 개복전립선절제술, 최소 침습 수술, 레이저를 이용한 수술적 치료법도 많이 이용되고 있습니다. 무엇보다 중요한 것은 전립선비대증의 크기 및 동반된 질환, 연령 및 경제적인 면 등을 고려하여 수술적 치료 여부 및 최선의 방법을 결정하는 것입니다.

전립선비대증과 발기부전의 유의한 상관관계가 있고, 전립선 수술을 필요로 하는 경우 성생활에 문제가 있을 위험성이 높으므로, 수술 후 발생 가능한 사정장애 및 발기능력장애 가능성에 대해 사전 설명이 반드시 필요합니다.

1 경요도전립선절제술

QR코드를 찍어 보세요.

경요도전립선절제술Transurethral Resection of the Prostate; TURP은 방광요도경을 이용해 전립선을 수술하는 방법으로 전립선비대증의 가장 대표적인 수술적 치료법입니다. 요즘은 효과가 좋은 약물들이 많이 개발되었고 레이저를 이용한 치료 방법들이 사용되고 있지만, 여전히 경요도전립선절제술은 전립선비대증 수술 중 가장 흔히 시행되는 표준 치료법입니다.

수술 방법

경요도전립선절제술을 할 때에는 전신마취 이외에도 척추마취 또는 경막외마취 같은 부분마취를 할 수 있는데, 부분마취를 하면 수술 중에도 환자의 의식 상태를 쉽게 관찰할 수 있어 수술 중에 발생할 수 있는 합병증을 조기에 발견할 수 있습니다. 마취를 할 때는 환자 개개인의 상태에 따라 마취의와 상의하여 환자에게 가장 적절한 마취법을 선택하도록 합니다.

먼저 방광요도경과 절제기구를 요도로 삽입한 후(그림 7-1) 양극성 혹은 단극성 전기에너지를 이용하는 절제기구로 커진 전립선 선종을 작게 조각내어 잘라 냅니다(그림 7-2). 수술 시간은 일반적으로 30~90분 정도가 소요되지만 전립선의 크기, 출혈 정도 등에 따라 달라질 수 있습니다. 수술 후에는 도뇨관을 방광 안으로 삽입해 소변을 배출시키는데 도뇨관은 보통 수술한 지 2~7일 후에 혈뇨가

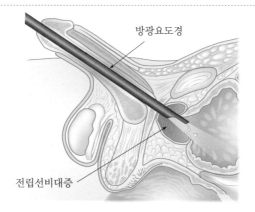

그림 7-1 **경요도전립선절제술** 방광요도경 및 절제기구를 요도로 삽입해 커진 전립선 조직을 잘라 냅니다.

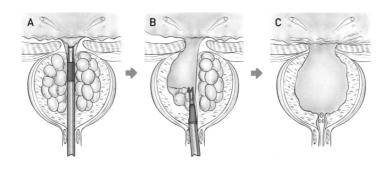

그림 7-2 **경요도전립선절제술 과정** A. 방광요도경을 요도에 삽입한 모습. B. 전립선 절제기구로 커진 전립선 조직을 제거하는 모습. C. 커진 전립선 조직을 모두 잘라 내고 수술을 마친 모습. 조직이 잘려 나간 부위는 1개월 정도 지나면 정상 요도점막이 자라서 다시 덮이게 됩니다.

호전되면 제거합니다. 퇴원 후 한 달 정도는 혈뇨가 간헐적으로 보일 수 있으며, 이 시기에는 무거운 물건을 들거나 무리한 운동을 피하면서 안정을 취해야 합니다.

수술 효과와 부작용

일반적으로 소변줄기의 세기는 수술 후 즉각적으로 좋아지지만, 소변을 자주 보는 증상은 몇 개월 정도 지속될 수 있습니다. 대부분의 환자들은 수술을 받은 후 증상이 좋아지지만, 일부에서는 몇 년 후에 전립선이 다시 커지며 요도를 막아 드물게 다시 수술을 받아야 하는 경우도 있습니다.

수술 후 약 10% 이하의 환자는 초기에 일시적으로 소변을 보지 못할 수 있는데, 이는 병을 오랫동안 방치해 두어 방광기능이 이미 약해졌기 때문인 경우가 많습니다. 그러나 이 환자들도 시간이 지나면 대부분 호전되어 도뇨관을 계속 유지해야 하는 경우는 1%에 불과합니다. 그러므로 적절한 시기에 적절한 치료를 받는 것이 중요합니다. 일부 환자는 수술 후 소변을 잘 참지 못하고 화장실에 도착하기 전에 소변을 흘리는 증세와 배뇨통증을 호소하지만 이런 증상들은 며칠에서 몇 주 정도 지나면 사라집니다. 수술 후 혈뇨가 지속되어 걱정할 수도 있지만 시간이 지나면 대개는 호전됩니다. 그러나 드물게 몇 주 정도 지속되는 경우도 있습니다.

수술 후 여러 가지 부작용이 생길 수 있지만, 그것 때문에 수술을 주저할 필요는 없습니다. 부작용이 발생할 확률이 낮은 데다, 적절히 대처하면 곧 치유되는 경우가 대부분입니다. 오히려 수술을 받아야 할 사람이 수술을 받지 않아서 생기는 부작용과 합병증이 훨씬 더 큰 문제가 되므로 환자 혼자서 판단하기보다는 비뇨의학과 전문의의 의견을 따르는 것이 최선입니다.

비록 빈도가 드물기는 하지만 혈뇨로 인해 빈혈이 생기거나 심혈관계에 부담이 가중될 수 있습니다. 또 관류액으로 수술 부위를 세척하면서 수술하므로 관류액이 환자의 체내로 흡수되어 전해질 장애를 일으키기도 합니다. 그래서 이런 문제점을 최소화하기 위해 부작용이 적은 관류액을 쓰거나 출혈을 최소화하는 양극성 전기소작을 이용한 수술법이 개발되었습니다. 양극성 경요도전립선절제술은 출혈을 줄이고, 절제면 주위의 숯검정 발생이 적어 수술시야를 확보하기 쉬우며, 세척액으로 생리식염수액을 쓰기 때문에 저나트륨혈증 같은 합병증의 발생 가능성이 낮습니다. 또한 수술 후 도뇨관을 넣어 두는 기간이 단축되고, 주위 조직의 열 손상이 적어 배뇨통증이 적다고 합니다.

초기 합병증으로 출혈, 전해질 이상, 부고환염, 요로감염 등이 나타날 수 있지만, 수술 중 환자 상태를 감시하는 장비가 우수하고 좋은 항생제들이 개발되어 합병증이 심각한 문제로까지 이어지는 경우는 드뭅니다.

장기 합병증으로 역행사정과 발기부전이 생길 수 있습니다(그림 7-3). 역행사정은 65~100%까지 대부분 발생하고, 성기능 감소로 인해 발기부전을 악화시킬 수 있습니다. 다만 성욕에 미치는 영향

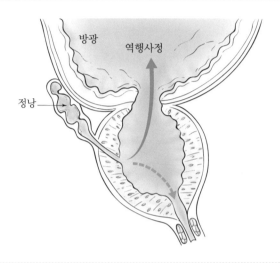

그림 7-3 **역행사정** 역행사정이 일어나면 요도 쪽으로 나온 정액이 방광으로 들어가서 요도로 나오는 양이 적거나 없어집니다.

은 유의하지 않으며, 약물치료에 비해 비가역적 결과가 나타날 수 있다는 점을 감안해야 합니다.

정상적인 내요도조임근은 사정할 때 사정액이 방광 쪽으로 들어가지 않고 요도로 배출되도록 방광 쪽 통로를 세게 조여 주는 역할을 합니다. 그러나 경요도전립선절제술을 하면 이 조임근이 절제되어 역행사정이 발생하게 됩니다. 일반적으로 이 부분을 절제

역행사정

사정할 때 정액이 방광으로 역류하는 증상입니다. 그러나 이때 방광으로 들어간 정액은 소변과 함께 배출되므로 몸에는 해롭지 않고 오르가슴에도 영향을 미치지 않습니다.

하지 않고 수술하면 된다고 생각할 수 있으나, 그러면 수술의 가장 큰 목적인 소변을 잘 보게 하는 효과를 성취할 수 없기 때문에 이는 불가피한 부작용입니다. 그러나 역행사정이 있다 해도 오르가슴이나 건강에는 영향을 미치지 않으므로 문제 되지 않으며 방광으로 들어간 사정액은 소변 볼 때 배출됩니다.

발기부전이 발생하는 원인은 정확히 밝혀지지 않고 있습니다. 전기에너지를 이용하는 절제기구에 신경이나 혈관이 다쳐서 발생한다는 가설, 심리적인 문제 때문이라는 가설, 연령의 증가가 원인이라는 가설 등이 다양하게 제기되고 있으나 결론을 내리기는 어렵습니다. 최근에는 전립선비대증이나 과민성방광이 있으면 발기능력이 약해지고 이를 치료하면 호전된다는 연구도 있습니다.

재채기 등을 해서 배에 힘이 들어갈 때 소변을 흘리는 복압요실금이나, 화장실에 도착하기 전에 소변을 흘리는 절박요실금이 생길 수도 있습니다. 수술 전 이 같은 증상이 심하거나 신경 질환을 포함한 다른 만성 질환이 의심되는 환자, 전립선이 작은데 증상이 심한 환자는 정확한 사전검사를 받으면 이런 수술 후 합병증을 줄일 수 있습니다.

이 외에도 전립선 수술 부위 또는 요도가 좁아지는 협착도 소수지만 발생할 수 있습니다. 수술과 관련한 사망률은 환자 1,000명당 1명으로 알려져 있는데 주요 원인은 심근경색증으로 전립선 수술과 직접적인 관련은 없다고 할 수 있습니다.

경요도전립선절개술

경요도전립선절개술Transurethral Incision of the Prostate; TUIP은 30mL 이하의 작은 전립선에서 방광요도경을 이용해 레이저 또는 전기칼로 방광경부에서부터 전립선까지 깊게 절개해서 요도를 넓혀 주는 수술입니다(그림7-4).

전신마취나 부분마취, 국소마취를 한 다음 요도로 내시경 절개 기구를 삽입해서 방광경부와 전립선 사이를 한 군데 또는 두 군데 절개합니다. 이로 인해 요도를 둘러싸서 조이고 있는 전립선 조직이 갈라지게 되고, 전립선의 압력이 감소해 소변이 원활하게 배출됩니다.

이 수술은 내과적 문제가 많아서 경요도전립선절제술을 시행하기에 위험한 환자, 항응고제를 사용하고 있어서 출혈 위험이 높은 환자에게 시행할 수 있는 수술법입니다. 경요도전립선절제술에 비해 수술 시간이 짧고 간단하며 합병증이 적습니다. 특히 역행사정

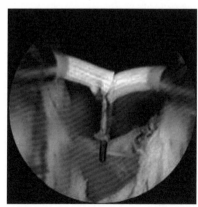

그림 7-4 경요도전립선절개술 방광요도경을 이용해 레이저 혹은 전기칼로 전립선을 절개하여 요도를 넓혀 줍니다.

의 빈도가 낮아서 임신을 원하는 비교적 젊은 환자에게 적절한 치료법이 될 수 있습니다.

하지만 전립선의 크기가 큰 경우에는 효과가 떨어질 수 있으므로 전립선 크기가 작은 경우에만 제한적으로 시행할 수 있습니다.

2 레이저를 이용한 치료법

비뇨의학과 영역에서는 다양한 레이저가 사용되고 있는데, 내시경을 이용한 레이저 전립선절제술에는 KTP(Potassium Titanyl Phosphate), 홀뮴야그, 툴륨레이저 등이 주로 이용되고 있습니다. 이 레이저들은 종류별로 에너지의 세기, 조직에 노출되는 시간 등이 다르며 다양한 방법으로 전립선 조직을 파괴해 치료 효과를 냅니다.

레이저치료 초기에는 시술이 간편하고 출혈이 거의 없다는 점 등의 여러 가지 장점 때문에 많은 사람들이 큰 기대를 걸었습니다. 그러나 예상과 달리 치료 효과가 기대에 못 미쳤습니다. 그 이유는 첫째, 커진 전립선 조직의 파괴 정도가 약해 장기적인 효과가 떨어졌고, 둘째, 시술 후 전립선요도가 많이 부어 소변 보기가 힘들어 도뇨관을 오랫동안 넣어 두어야 했고, 셋째, 방광자극증상이 심했기 때문입니다.

초기 레이저치료의 단점을 극복하기 위해 개발된 것이 개량된 홀뮴레이저와 KTP레이저를 이용한 장비입니다. 홀뮴레이저 장비는 전립선 조직을 기화시키거나 잘라 낼 수 있어서 전립선 크기에 구애 받지 않고 시술할 수 있습니다. 광선택적 전립선기화술Photoselective Vaporization of the Prostate; PVP에 이용되고 있는 KTP레이저는 기존에 소개된 레이저의 물리적 성질을 변화시킨 레이저로, 전립선 조직을 급속히 기화시키고 파괴할 뿐만 아니라 지혈 효과가 좋아 도입 초기에 많이 시술되었습니다.

광선택적 전립선기화술(KTP레이저 전립선기화술)

특징

KTP레이저는 고에너지 레이저로 물은 통과하고 혈색소에는 선택적으로 흡수되는 광선택성을 갖고 있으므로, 전립선 조직에 얇게 침투하여 표면에만 빠른 기화가 발생하고 얇은 응고구역을 형성하여 지혈 효과가 좋습니다.

광선택적 전립선기화술은 에너지의 세기나 레이저의 물리적 성질을 전립선수술에 적합하도록 개선한 치료법으로, 요도를 막고 있는 커진 전립선 조직을 기화시켜 즉시 전립선요도의 통로를 확보할 수 있습니다. 기존의 레이저가 물과 혈액에 비슷하게 흡수되는 데 반하여 혈관에만 선택적으로 흡수되기 때문에 지혈 효과가 탁월하고 부종이 거의 발생하지 않으며, 혈액응고 억제제를 투여한 환자에게도 비교적 안전하게 시행할 수 있습니다. 그러나 실제로 중간 이하 크기의 전립선비대증에서는 경요도전립선절제술과 비슷한 효과를 내나, 80mL 이상 큰 전립선을 치료할 때는 시간이 많이 걸리고 수술 중 피가 나면 지혈하기 어렵다는 단점이 있습니다.

수술 방법

부분마취, 전신마취 등 다양한 마취 방법으로 수술이 가능합니다. 경요도전립선절제술처럼 방광요도경을 요도 내로 삽입한 다음 KTP레이저 투사용 파이버를 전립선까지 삽입합니다. 레이저 파이버를 이용하여 모니터 화면을 보면서 비대된 전립선 조직을 기화시켜 제거합니다(그림 7-5). 시술을 마친 후에는 내시경을 제거하고 집도

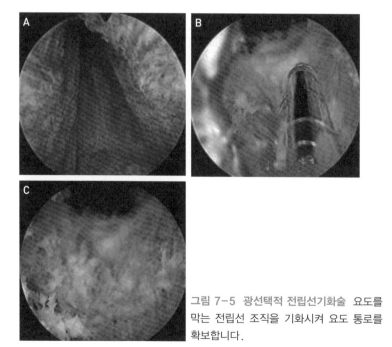

그림 7-5 광선택적 전립선기화술 요도를 막는 전립선 조직을 기화시켜 요도 통로를 확보합니다.

의의 판단에 따라 도뇨관을 삽입합니다.

현재는 고출력 에너지를 사용하는 레이저로 큰 전립선도 효과적으로 수술할 수 있게 되었습니다. 고출력 레이저는 공기냉각 방식을 사용하며, 조직의 기화가 기존의 KTP레이저보다 더 빠르며, 섬유화 조직도 효과적으로 제거할 수 있어 큰 전립선에서도 정확하고 신속하게 조직을 제거할 수 있습니다.

수술 효과와 부작용

KTP레이저를 이용한 수술법은 경요도전립선절제술에 비하여 덜 침습적이며 요속의 증가, 증상 개선 등 효과 면에서도 표준 수술적 치료법인 경요도전립선절제술에 상응한다고 볼 수 있습니다. 특히 혈액응고장애 환자, 항응고제치료를 받는 환자, 마취 고위험 환자에게도 비교적 안전하게 사용할 수 있다는 점과 재원 일수와 도뇨관 삽입 기간이 짧다는 면에서 경요도전립선절제술보다 우수하다고 볼 수 있습니다. 그러나 전립선 조직을 기화시켜 없애기 때문에 수술 시 조직을 얻을 수 없어 수술 전에 전립선암을 배제하는 것이 중요하며, 수술 이후에도 정기적으로 전립선특이항원 추적검사를 통해 수치가 상승하는지를 관찰해야 합니다. 장기적인 효과를 경요도전립선절제술과 비교하기 위해서는 보다 많은 연구 결과가 나와야 할 것입니다.

홀뮴레이저 전립선적출술

특징

QR코드를 찍어 보세요.

홀뮴레이저는 절개 효과와 응고 효과를 모두 가진 비교적 최근에 개발된 2,100nm 파장의 레이저로, 에너지 특성상 효과적인 절개, 주변 조직의 적은 손상, 우수한 지혈 효과를 보여 비뇨의학과 영역에서는 전립선 수술뿐만 아니라 요관·요도·방광경부의 절개, 방광 종양 및 성기 사마귀의 소작, 그리고 요로결석의 분쇄까지 임상에서 다양하게 이용되고 있습니다.

홀뮴레이저 전립선적출술Holmium Laser Enucleation of the Prostate; HOLEP은 방광요도경을 통해 홀뮴레이저를 이용해서 전립선선종 덩어리를 개복전립선절제술에서처럼 통째로 도려내어 제거하는 수술 방법입니다.

수술 방법

홀뮴레이저 전립선적출술은 기존 경요도전립선절제술처럼 방광요도경을 요도 내로 삽입하고 레이저 투사 기구를 이용하여 전립선 조직을 절개하고 적출하는 방법입니다(그림 7-6). 적출술은 절제술과 유사하지만 전립선을 한 덩어리로 들어내어 방광 안으로 밀어 넣은 다음 조각내어 제거하는 점이 다르며, 절제한 전립선은 분쇄기로 조직을 갈아 바깥으로 배출시킵니다.

요관
신장에서 만들어진 소변이 방광으로 내려오는 관

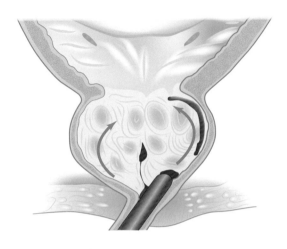

그림 7-6 **홀뮴레이저 전립선적출술** 레이저 투사 기구를 이용하여 전립선 조직을 절개하고 적출합니다.

분쇄된 전립선 조직들은 조직검사를 시행하여 전립선암 여부를 확인합니다. 크기가 작은 전립선은 절제하지 않고, 방광경부와 전립선으로 절개만 하는 홀뮴레이저 전립선절개술을 시행하기도 합니다.

수술 효과와 부작용

홀뮴레이저 전립선적출술은 도뇨관을 유치하는 기간, 재수술률, 도뇨관을 제거했다가 다시 넣는 빈도, 요속, 입원 기간 등에서 기존의 레이저치료보다 우월하고, 치료 효과는 경요도전립선절제술과 견줄 만합니다. 이 수술의 장점은 요도를 막는 조직을 즉각적으로 제거할 수 있고, 출혈이 적어 수술 시야가 좋으며, 초기 레이저치료법과는 달리 충분히 조직을 얻을 수 있어 전립선암에 대한 조직검사를 할 수 있다는 점 등입니다. 그러나 집도의가 수술에 익숙해지기까지 시간이 오래 걸린다는 단점이 있습니다.

홀뮴레이저 전립선적출술은 전립선이 큰 환자에서도 증상 호전 효과가 크고 전해질 이상과 출혈이 적으며, 도뇨관을 삽입해 놓는 기간과 입원 기간이 짧아서 환자가 일상생활에 빨리 복귀할 수 있습니다. 그러나 전립선의 커진 모양이나 요도 구조에 따라 수술하기 어려운 경우가 있어 항상 이 수술이 적합하지는 않습니다.

홀뮴레이저 전립선적출술의 합병증은 드물지만 수술 후 배뇨통증이 가장 많이 나타납니다. 그 밖에 방광점막 손상, 방광 파열, 요로감염, 일시적인 요실금, 요도협착, 방광경부협착 등이 드물게 나타납니다. 또한 대부분 역행사정이 생깁니다.

툴륨레이저 수술법

2005년부터 새로운 레이저인 툴륨을 이용한 전립선 수술법이 소개되었으며, 경요도전립선절제술처럼 전립선을 절제하거나 광선택적 전립선기화술처럼 기화시키는 방법, 그리고 홀뮴레이저 전립선적출술처럼 전립선선종을 도려내어 제거하는 방법이 차례로 활용되었습니다.

툴륨레이저 수술법은 크기에 관계없이 수술할 수 있고, 주관적인 하부요로증상 및 객관적 배뇨 지표들을 개선하는 효과가 좋아 큰 관심을 끌고 있습니다. 그러나 아직까지도 레이저 사용법이나 수술 방법이 다양하게 이루어지고 있어 이는 양날의 검이 될 수 있기에 표준화된 술식이 필요한 실정입니다.

3 개복전립선절제술

개복전립선절제술은 통상 80mL 이상의 중증 전립선비대증 환자를 대상으로 100년 전부터 사용되어 온 방법입니다. 수술 기구와 기술이 발전하여 최근에는 로봇을 활용하여 시행되고 있지만(그림 7-7) 아

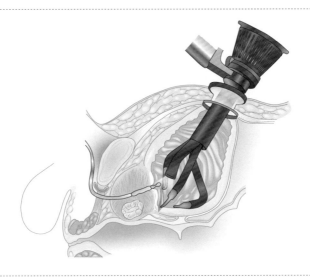

그림 7-7 로봇 보조 복강경하 전립선절제술 로봇 카메라와 팔이 진입하여 중증 전립선 조직을 적출합니다.

직도 일부에서는 개복수술이 필요한 경우가 있습니다. 예를 들면, 전립선이 매우 커서 경요도전립선절제술로는 제거하기 곤란한 경우, 방광에 커다란 결석이 동반된 경우, 요도협착이 있어 방광요도경을 삽입하기 곤란한 경우, 정형외과적인 문제로 쇄석위를 시행할 수 없는 경우 등에 적용됩니다. 단점은 절개를 해야 하므로 입원 및 회복하는 데 기간이 길어지고, 수술 전후에 출혈 및 혈뇨가 다른 수술법에 비해 많다는 점입니다.

4 최소 침습 수술

마취를 하거나 입원 치료를 받기 어려운 경우, 항응고치료를 중단하기 어려운 경우에 최소 침습 수술을 고려할 수 있습니다. 다른 수술법보다 시행하기 간편하고 부담이 적은 치료법으로 합병증 발생이 적은 반면에 경요도전립선절제술과 같은 기존 수술법보다 치료효과가 떨어지기 때문에 제한된 경우에만 사용됩니다.

5 전립선결찰술

QR코드를 찍어 보세요.

전립선결찰술Prostatic Urethral Lift은 30~80mL 전립선비대증 환자를 대상으로 방광에 인접한 중간엽의 비대가 두드러지지 않은 경우,

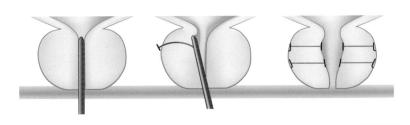

그림 7-8 **전립선결찰술** 전립선 양측엽을 특수실로 당겨 요도를 넓혀 줍니다.

전립선 양측엽을 특수실(니켈과 티타늄 합금 소재)로 당겨 묶어서 요도를 넓혀 주는 방법입니다(그림 7-8). 국소마취로도 진행이 가능하며 조직을 절개하지 않아 출혈, 발기부전 및 사정장애 등 합병증 발생이 적은 장점이 있습니다. 부작용을 최소화하려는 경우나 전신마취를 하기에 부담이 되는 고령자나 만성 질환자에게 적용할 수 있습니다. 2013년 미국 식품의약국 승인 이후 2015년 보건복지부 신의료기술에 등재되었습니다. 단점은 중간엽이 커져 있는 경우 시술이 어려울 수 있고, 60mL 이상의 전립선비대증이 있다면 효과가 떨어질 수 있으며, 아직 보험 적용을 받지 않아 비용 부담이 큽니다.

6 전립선동맥색전술

전립선동맥색전술Prostate Artery Embolization은 비교적 덜 침습적인 혈관 시술을 통해 40mL 이상 중등도의 전립선비대증 크기를 줄이

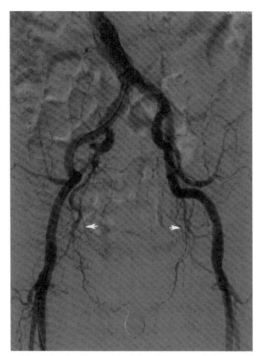

그림 7-9 전립선동맥색전술 약물치료에 반응하지
않거나, 수술이 어려운 경우 혈관 시술로 전립선 크기
를 줄입니다.

는 시술로(그림 7-9), 마취 수술이 어려운 상태이거나 성생활 관련 부
작용을 피하고자 할 때 적용할 수 있습니다. 그러나 현재까지의 문
헌 보고를 근거로는 치료 효과와 부작용에 대한 정보가 부족하여
표준화된 치료법으로 권고하지 않고 있습니다.

SECTION III

전립선염

CHAPTER 8

전립선염에 대한
기본적 이해

전립선염은 말 그대로 전립선에 염증이 있는 것으로, 남성의 50%가 평생 동안 전립선염과 관련된 증상을 경험하는 매우 흔한 질환입니다.

전립선염증상은 남성의 음경, 고환, 방광 등과 인접한 부위에서 나타나기 때문에 이 질환을 앓아 본 남성들은 매우 심각하고 예민하게 반응하는 경우가 많습니다. 전립선염 환자들은 심리적으로 위축감을 크게 느끼고 스트레스도 매우 심하게 받는 것으로 알려져 있으며, 개인의 특성 또는 질환의 종류에 따라 매우 다양한 증상이 나타납니다.

이런 이유로 전립선염에 대한 치료 효과가 만족스럽지 못한 경우가 흔하기 때문에 의사나 환자 모두 곤혹감을 느끼는 일이 적지 않고, 치료 효과에 실망한 일부 환자들은 여러 매체를 통해 얻은 잘못된 정보에 의존해 적절한 치료 시기를 놓쳐 병을 키우기도 합니다. 따라서 전립선염에 대해 올바르게 이해하는 것이 예방 및 치료에서 매우 중요합니다.

1 전립선염의 특성

전립선염은 사춘기 이전에는 드물지만 성인 남성에서 약 5~16%의 유병률을 보이고 비뇨의학과 의원을 방문한 전체 환자의 약 15~25%가 전립선염 환자로 추정될 만큼 매우 흔한 질환인데, 이는 당뇨나 심근경색증의 유병률과 비슷합니다. 전립선염은 젊은 사람에서 잘 발생하는 것으로 알려져 있습니다. 연구 조사에 따르면 가장 높은 빈도를 보이는 연령대가 30~50대로 나타났으며, 66세 이상 고령층에 비해 18~35세, 36~50세, 51~65세에는 각각 1.6배, 2.6배, 2.1배 더 많이 발생하는 것으로 나타났습니다. 이렇듯 흔한 질환이지만 정확한 진단이 어려운 경우가 많고 치료 효과 또한 만족스럽지 못한 경우가 많기 때문에 의사나 환자 모두가 곤혹감을 느끼고 있는 질환입니다. 그 이유는 그동안 많은 관련 연구가 진행되었음에도 불구하고 아직도 원인 및 치료 방법이 밝혀지지 않은 점이 많기 때문입니다.

의학에서는 특정 질환으로 인해 환자가 받는 스트레스를 지수로 객관화하여 나타낸 질병영향지수가 있는데, 전립선염 환자가 느끼는 질병영향지수는 적절한 응급조치를 하지 않는다면 바로 사망할 수도 있는 것으로 알려진 질환인 '심근경색'과 비슷하다고 합니다. 이 비교만으로도 전립선염 때문에 환자가 받는 스트레스가 얼마나 심한지 쉽게 알 수 있으며 2011년 발표된 한 연구에서는 만성전립선염 환자가 일반인보다 우울증에 걸린 확률이 약 1.63배 높

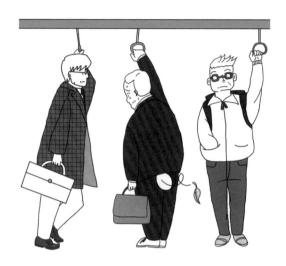

고, 특히 30대 미만에서는 2.5배로 두드러지게 높게 나타났습니다. 하지만 최근 의학 연구의 발전으로 전립선염의 임상치료법이 변하고 있어, 전립선염 환자가 적절한 치료를 통해 전립선염의 고통에서 벗어나 더 나은 삶을 추구할 수 있게 되기를 기대하고 있습니다.

2 역사

전립선염을 임상적·병리학적 면에서 명확한 질병으로 인식하기 시작한 것은 1800년대입니다. 과거에는 전립선염이 성적 탐닉이나 음주, 승마 같은 격렬한 운동 등으로 전립선이 자극되어 이차적으로 유발되는 것으로 생각해 왔습니다. 또한 전립선염을 임균에 감염되어 발병하는 요도염과도 관련이 깊다고 보았습니다. 그러나 1906년에 전립선염을 진단하는 데 필수적인 전립선액에 대한 정확한 분석이 처음 기술되고, 1920년 중후반까지 전립선액 배양에 기초한 수천 건의 연구가 이루어지면서 일부 예외적인 경우를 제외한 대부분의 전립선염이 세균 때문에 발병하는 것으로 생각하게 되었습니다. 이런 이유로 이후 수십 년 동안 비뇨의학과 의사는 미생물 배양과 전립선액의 백혈구 증가에 관심을 갖게 되었습니다.

전립선염의 이해, 진단 그리고 치료의 역사적 흐름을 정리해 보면, 1850~1920년은 전립선염의 개척기로 처음으로 전립선염을 질환으로 인식하고, 원인과 치료 방침에 대한 전략을 수립한 시기입니다. 물론 이 시기의 인식과 현재의 인식에는 많은 차이가 있습니다. 1921~1955년은 전립선염의 역사에서 개화기라 할 수 있습니다. 이 시기에는 미생물이 전립선염의 원인이라는 이론이 등장해서 다양한 치료법과 항생제가 사용되기 시작했습니다. 1956~1967년은 의문기로 지금까지 알려져 있던 질환의 개념을 되돌아본 시기입니다. 기존에 도입된 개념에 많은 의문이 제기되었고, 전립선염증상을 유발하는 비세균적인 요인이 인지되면서 '백혈구와 세균' 검출 여부를 기준으로 한 이른바 비세균성 전립선염의 개념이 도입되었습니다. 1968~1995년은 의학과 산업 분야에서 눈부신 발전이 있었으나 전립선염 분야는 정체기였습니다. 1996년 이후는 계몽 및 발

임균
성병의 일종인 임질을 일으키는 세균

전기라고 할 수 있습니다. 미국 국립보건원National Institutes of Health; NIH에서 전립선염에 대한 새로운 진단체계와 정의를 도입했고, 국제적으로도 전립선염에 대해 다기관 공동 연구 등을 시작해 활발한 연구가 진행되었습니다(그림8-1). 2009년에는 만성골반통증후군에 대한 임상 표현형인 UPOINT(배뇨증상Urinary, 심리사회적 증상Psychosocial, 장기특이증상Organ specific, 감염Infection, 신경/전신증상Neurologic/Systemic, 압통Tenderness, 성의학Sexology) 개념이 도입되면서 만성골반통증후군의 원인 및 치료에 대하여 새로운 방향이 제시되고 있습니다.

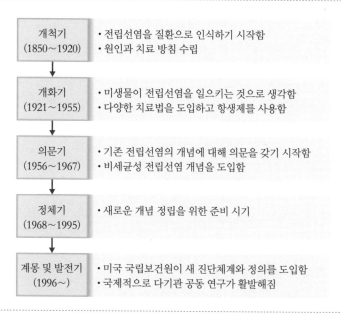

개척기 (1850~1920)	• 전립선염을 질환으로 인식하기 시작함 • 원인과 치료 방침 수립
개화기 (1921~1955)	• 미생물이 전립선염을 일으키는 것으로 생각함 • 다양한 치료법을 도입하고 항생제를 사용함
의문기 (1956~1967)	• 기존 전립선염의 개념에 대해 의문을 갖기 시작함 • 비세균성 전립선염 개념을 도입함
정체기 (1968~1995)	• 새로운 개념 정립을 위한 준비 시기
계몽 및 발전기 (1996~)	• 미국 국립보건원이 새 진단체계와 정의를 도입함 • 국제적으로 다기관 공동 연구가 활발해짐

그림 8-1 전립선염에 대한 의학적 이해의 역사적 흐름

3 발병 빈도

앞에서 언급한대로 전립선염은 매우 흔한 질환으로 사춘기 이전에
는 드물지만 성인 남성 중 50%가 평생 한 번은 전립선염 관련 증상
을 경험한다고 합니다. 역학조사에 따르면 미국 미네소타주 옴스
테드에 거주하는 40~79세의 남성 2,115명 중 8.8%에서 전립선염
이 있었다고 합니다. 우리나라에서는 일차병원 비뇨의학과를 방문
하는 환자 중 약 25%가 전립선염 환자로 추정된다는 보고가 있습
니다. 이렇듯 전립선염은 유병률이 높고 삶의 질에 많은 영향을 끼
치며 때로는 불임이나 성기능 장애 등과 관련이 있는 질환이지만,
한국인의 전립선염 환자의 분포, 유형 및 유병률에 대한 조사가 아
직은 없으므로 국가 차원에서 역학조사를 시행해야 할 필요성이 있
습니다.

4 분류

예전에는 전립선염을 급성세균성전립선염, 만성세균성전립선염,
비세균성전립선염, 전립선통의 네 가지로 나누었으나 이 분류는
질환 자체에 대한 오해의 여지가 있었습니다. 이에 1995년 12월 미
국 국립보건원은 전립선염의 정의와 새로운 분류체계를 발표하고
전립선 연구에 새로운 방향을 제시했는데 <표 8-1>과 같이 네 가지

군으로 분류했고 이 분류의 특징은 다음과 같습니다.

첫째, 만성비세균성전립선염과 전립선통을 하나의 범주로 통합하고, 전립선통이라는 용어를 더 이상 사용하지 않게 했습니다.

둘째, 기존의 비세균성전립선염과 전립선통을 묶어서 만성골반통증후군이란 새로운 명칭을 부여했습니다. 이는 만성전립선염으로 내원한 환자들의 증상을 비교 분석한 결과 전립선염 환자들에서 골반통이 가장 많았기 때문입니다.

셋째, 만성골반통증후군을 세분하는 방법으로 4배분뇨법과 정액검사를 사용했습니다. 이를 이용한 새 분류에서는 전립선통 환자가 정액, 전립선액, 전립선 마사지 후 첫 소변에서 백혈구가 보이면 염증성만성골반통증후군(ⅢA군)으로, 정액, 전립선액, 전립선 마사지 후 첫 소변에서 백혈구가 보이지 않으면 비염증성만성골반통증후군(ⅢB군)으로 분류했습니다.

넷째, 무증상이지만 전립선조직검사에서 염증 소견을 보이는 경우를 Ⅳ군 무증상전립선염으로 분류했습니다.

그러나 아직도 실제 진료 현장에서는 정확한 분류가 어려운 경우가 많아 치료 또한 다양한 접근 방법이 제시되고 있는 상황입니다.

4배분뇨법

1. 첫 소변, 2. 중간소변, 3. 전립선액, 4. 전립선 마사지 후 첫 소변을 각각 채취하여 검사하는 방법

표 8-1 전립선염에 대한 미국 국립보건원의 분류와 정의

분류	정의
Ⅰ군: 급성세균성전립선염	급성 증상을 동반한 세균 감염
Ⅱ군: 만성세균성전립선염	재발성 전립선 감염
Ⅲ군: 만성골반통증후군	명확하게 확인할 수 없는 염증 또는 통증
ⅢA군: 염증성	정액, 전립선액, VB3에 백혈구가 많음 (≥10/HPF)
ⅢB군:비염증성	정액, 전립선액, VB3에 백혈구가 적음 (<10/HPF)
Ⅳ군: 무증상전립선염	주관적 증상이 없어 전립선액검사나 조직검사에서 우연히 발견됨

5 원인

세균성전립선염의 원인

급성세균성전립선염과 만성세균성전립선염은 균이 밝혀진 경우입니다. 이는 전립선의 급성감염으로 인해 생기며, 하부요로감염과 이로 인한 패혈증과 연관되어 나타납니다. 만성세균성전립선염은 반복되는 하부요로감염의 결과로 전립선에 세균이 상주하게 되면서 나타날 수 있습니다. 하지만 전체 전립선염 중 약 5~10%만이 만성세균성전립선염입니다.

패혈증
혈액 속에 균이 들어가서 활동하는 것으로 균과 그 독소 때문에 전신에서 증상이 발현되어 고열, 혈압 강하, 신부전 등이 발생합니다. 제때 치료하지 않으면 환자가 사망할 수도 있습니다.

세균성전립선염을 일으키는 원인균들은 대부분 대장균E. coli, 녹농균Pseudomonas aeruginosa, 대변연쇄구균Streptococcus faecalis 등의 장내 세균총에서 기원하며, 그중 대장균이 가장 흔한 원인균입니다. 성생활을 하는 성인의 경우에는 임균Neisseria gonorrhea 또는 클라미디아Chlamydia trachomatis 등도 원인균일 가능성이 있습니다. 하지만 약 10% 환자에서만 세균이 확인되므로 전립선염의 세균성 원인을 증명하기에는 어려움이 있습니다. 세균이 필름biofilm

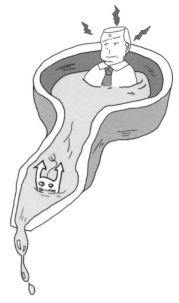

을 형성한다든지, 감염된 전립선관이 막혀서 원인균이 배양되지 않을 수 있는 등 여러 이유 때문입니다. 감염이 잘 발생되는 위험 요인으로는 전립선관 내로의 소변 역류, 포경, 요로감염, 급성부고환염, 도뇨관의 삽입, 경요도수술 등이 있습니다.

만성골반통증후군의 원인
만성골반통증후군은 전립선염 중 가장 흔한 형태로 전체 전립선염의 90~95%를 차지하는 것으로 나타나지만, 발병 원인에 대해서는

대장균
대장균은 우리 몸속 장기인 대장에서 주로 산다고 해서 붙여진 이름입니다. 식중독을 일으키는 주요 원인균 중 하나이기도 합니다.

다른 전립선염에 비해 잘 알려져 있지 않습니다. 전립선 마사지를 통해 전립선액 내 백혈구의 존재에 따라 염증성과 비염증성으로 나눌 수 있습니다. 명확한 원인과 발생기전이 밝혀진 질환은 의사가 환자에게 알기 쉽게 설명할 수 있지만, 그 반대라면 설명하기 매우 복잡하고 이해하기도 어려운데 만성골반통증후군이 그 대표적인 사례입니다. 그러므로 다음에 나열한 것들은 만성골반통증후군의 다양한 원인 중 일부일 뿐임을 염두에 두고 이해하면 됩니다. 결국 만성골반통증후군은 어떤 한 가지 원인이 단독으로 작용하는 것이 아니라 여러 가지 인자들이 서로 복합적으로 작용하여 다양한 증상이 발생하고 악화될 가능성이 있는 질환입니다.

전립선 내 세균

일반적인 배양검사에서 세균이 검출되지는 않았지만 전립선 내부에 일반적인 방법으로는 검출이 어려운 세균 감염 가능성이 있을 수 있다고 많은 학자들이 주장합니다.

여러 연구에서 세균이 소변보다 전립선액에서 높은 농도로 나타나고, 세균의 유전자를 분석하는 분자생물학적 검사에서 전립선 조직 내에서도 세균이 존재한다는 사실이 증명되었습니다. 그러나 항생제의 용량과 기간을 충분히 사용해도 증상이 호전되지 않는 경우가 자주 발생하기 때문에, 만성골반통증후군의 원인이 세균이 아닐 수도 있다는 의견이 대두되고 있습니다. 만성골반통증후군과 세균의 연관성에 대해 시원한 해답은 없지만, 아직까지는 중요한 원인 중 하나로 받아들여지고 있습니다.

정신신체장애 요소

만성골반통증후군에서 정신신체적인 요소가 중요한 요인 중 하나라 여겨지고 있으며 비뇨의학과 의사 중 40~60%가 정신의학적인 치료 또는 행동요법이 많은 도움이 된다고 보고하고 있습니다. 하지만 아직 정신신체장애에 대한 정확한 진단이 어려우므로 치료를 어렵게 하는 요인이 됩니다.

전립선 내로 소변 역류

전립선염 환자들에서 전립선 내로 소변이 역류하는 현상이 발견되었고, 이처럼 역류한 소변(예: 요산 성분)이 전립선에 염증을 일으키는 원인의 하나가 될 수 있다는 일부 연구가 있습니다.

면역체계 이상

우리 몸은 외부의 침입자가 나타나면 이를 자체적으로 방어할 수 있는 면역체계가 있는데, 비세균성전립선염이 면역체계에 관여해 이상이 생기면 만성골반통증후군이 발생할 수 있다는 주장도 있습니다.

근육 및 신경학적 원인

전립선염 환자의 만성 통증은 근육 및 신경학적인 특징을 나타내므로, 많은 연구자들이 만성골반통증후군의 원인으로 근육 및 신경학적 원인을 제시했습니다. 골반 내에는 전립선뿐만 아니라 방광, 직장 등과 연결된 많은 종류의 근육과 신경들이 분포하고 있는데, 원인이 무엇이든 간에 이곳에 문제가 발생되면 만성골반통증후군이 발병한다는 이론입니다.

배뇨 시 압력 상승

많은 연구자들은 전립선염증상과 관계된 통증, 배뇨증상 등이 하부요로의 생리학적인 폐색으로 인한 배뇨 시 압력 상승과 관련이 있다고 주장합니다. 또한 하부요로의 생리학적 폐색의 원인은 방광경부의 문제, 배뇨근-조임근의 부조화, 요도협착 때문일 수도 있습니다.

배뇨근-조임근의 부조화
방광이 수축하여 소변을 볼 때에는 조임근이 이완되어 요도가 벌어져야 소변이 원활하게 배출되는데, 오히려 조임근이 비정상적으로 수축하여 요도가 조여지는 상태를 뜻합니다.

CHAPTER 9

전립선염의 임상증상과 진단

전립선염이라 하면 단순한 염증 질환으로 생각하기 쉬우나 전립선염은 여러 형태로 나누어지며 치료 또한 단순하지 않습니다. 전립선염을 진단하기 위해서는 병력청취와 신체검사를 기본으로 소변검사 및 전립선액검사는 물론 정액검사, 경직장초음파검사와 함께 필요시 방광경검사 등을 시행할 수 있습니다.

일반적으로 급성전립선염은 증상이 심하지만 초기에 적절한 항생제치료를 통해 호전될 수 있습니다. 하지만 만성전립선염은 악화와 호전이 자주 반복되기 때문에 환자들이 여러 의료기관을 전전하는 경우가 많습니다. 어떤 곳에서는 간단한 검사만 한 후 바로 치료에 들어가고, 어떤 곳에서는 여러 가지 검사를 하는 등 의료기관마다 대처 방법도 달라 환자는 당황하거나 제대로 치료를 받고 있나 의심하기도 합니다. 그러나 이것은 병력청취와 신체검사를 통해 그동안의 진단과 치료 과정을 확인한 후, 환자에 따라 어떤 검사는 배제하고 어떤 검사는 추가하거나 재검사를 하기 때문입니다. 그러므로 조기에 정확한 진단을 통해 적절한 치료를 시행하여 만성 질환이 되지 않게 하는 것이 무엇보다 중요합니다.

1 임상증상

전립선염은 그 종류에 따라 매우 특징적이며 다양한 증상이 여러 부위에 발생하는데 하부요로증상이나 통증 등 매번 다른 증상이 나타납니다. 유병률은 매우 높지만 약 10%만이 세균 감염이 증명되는 세균성전립선염이고, 나머지 대부분은 검사에서 원인균이 확인되지 않습니다. 만성세균성전립선염은 남성에서 재발성요로감염의 가장 흔한 원인으로 악화와 호전을 반복합니다. 만성골반통증후군이란 명칭은 기존의 비세균성전립선염과 전립선통을 묶어서 부여한 것인데, 만성전립선염으로 내원한 환자들의 증상에서 골반통이 가장 많았다는 점에 근거하고 있습니다. 비뇨의학과 전문의를 방문하는 환자 중 가장 진단이 애매하며 치료 역시 재발이 많고 약이 잘 듣지 않는 경우도 많아 의료진과 환자를 난감하게 하곤 하는 난치성 질환입니다. 미국 국립보건원에서 제시한 각 군별 임상증상은 다음과 같습니다.

급성세균성전립선염(I군)

급성세균성전립선염은 배뇨통, 요절박, 빈뇨 및 배뇨곤란, 때로는 급성요저류 등 하부요로감염에 의한 증상이 발생하고, 회음부 및 성기·직장 통증, 요통 등 전립선통과 연관된 증상과 급성고열, 오한, 관절통, 근육통 등의 세균혈증에 의한 전신증상도 나타납니다. 직장수지검사에서 환자는 전립선에 매우 심한 압통을 느끼고, 염증으로 인해 전립선의 부종과 온열감이 동반됩니다. 또한 소변 색깔이 탁하고 냄새가 심하게 나며, 때로는 혈뇨가 동반되기도 합니다. 만약 급성전립선염을 치료하지 않았을 때는 심각한 합병증이 발생할 수 있습니다. 특히 면역결핍증 환자나 당뇨, 혈액투석, 도뇨관 유치 환자에게서 전립선농양이 많이 발생합니다. 또한 불완전하게 치료되었을 때는 만성세균성전립선염으로 진행될 수도 있습니다. 급성신우신염, 부고환염 등도 생길 수 있으나 무엇보다 가장 심각한 합병증은 세균혈증과 패혈증으로, 적절히 치료하지 않으면 생명이 위태로워질 수도 있습니다.

만성세균성전립선염(II군)

만성세균성전립선염 환자에게는 매우 다양한 증상이 나타나고, 치료 후에도 증상들이 악화와 호전을 반복합니다. 일부 환자는 정신적 혹은 육체적인 고통을 호소합니다. 흔한 증상으로는 배뇨곤란, 요절박, 빈뇨, 야간뇨 등의 방광자극증상과 하부요통, 회음부 통증 및 불쾌감 등이 나타나며, 증상 없이 세균뇨만 우연히 발견되는 환자도 가끔 있습니다.

직장수지검사에서 전립선은 정상으로 만져지지만, 가끔 압통, 부종 또는 딱딱한 부위가 있을 수도 있습니다. 전립선 결석이 큰 경우에는 전립선의 한쪽에서 딱딱한 결석이 만져지기도 합니다. 주요 합병증은 전립선 내에서 지속적으로 잠복하고 있는 세균 때문에 생기는 재발성요로감염입니다. 만성세균성전립선염은 정자의 운동성 등이 나빠져 불임을 유발할 수 있지만, 전립선염이 잘 치료되면 대개 정자의 기능이 다시 호전됩니다.

성관계를 맺는다고 해서 상대에게 질환이 옮는 경우는 매우 드물지만 요도염이 재발했거나, 상대방에게 원인 모를 재발성 질염이 있다면 남녀 모두 비뇨의학과에서 정확한 검사를 받아 볼 필요가 있습니다.

만성골반통증후군 – 염증성, 비염증성(Ⅲ군)

만성골반통증후군은 전립선염 질환 중 가장 흔한데, 사람에 따라 통증의 정도와 증상이 매우 다양하게 나타납니다. 임상증상은 염증성과 비염증성 모두에서 만성세균성전립선염과 비슷한 증상을 나타내지만 요로감염이 동반되지는 않습니다.

만성골반통증후군 환자는 주 증상을 치료하여 소실되면 다른 증상을 호소하는 경향이 있기 때문에 다양한 증상을 세심하게 파악하여 치료하는 것이 중요합니다. 대개 회음부, 음경 및 고환 부위의 통증이 특징적입니다. 이러한 증상은 한 군데서 나타나기도 하고 여러 군데에서 한번에 나타나거나, 증상이 이곳저곳 옮겨다니기도 합니다. 배뇨증상은 전립선비대증과 유사하여 배뇨곤란, 약한요류(세뇨), 요절박이나 빈뇨 등이 흔하게 나타납니다. 또한 만성골반통증후군 환자들은 성에 관련된 증상들을 정상인에 비해 높게 호소하는데, 사정통증 외에 성욕 감소, 발기능력 저하 등을 보일 수 있습니다. 이 밖에도 완치하기 힘들고 장기간 반복되는 증상으로 인해 불안감, 우울증, 염려증 등의 신경증이 흔히 동반됩니다.

만성골반통증후군의 원인은 아직 밝혀지지 않았지만 감염, 자가면역, 신경학적·호르몬적·신경정신과적 원인, 그리고 배뇨장애와 골반근저장애, 성적 요인 등이 원인으로 제시되고 있습니다.

결국 만성골반통증후군은 개개인에 따라 다양한 증상과 원인을 가지는 질환이므로, 기존의 정형화된 치료법들로는 증상이 호전되지 못하는 경우가 많았습니다. 이와 같은 기존 접근방식의 문제점들을 보완하기 위해 임상 표현형 분류체계인 UPOINT 개념이 도입되었습니다. UPOINT 분류체계의 특징은 만성골반통증후군의 병인과 증상이 다양하고, 증상을 유발하는 원인이 단순하게 전립선에만 국한된 것이 아닌 전립선 이외의 원인도 복합적으로 관여하기 때문에 치료도 전립선에만 국한된 것이 아니라 증상을 유발하는 원인에 따라 다양화한다라는 점입니다. UPOINT 분류체계를 통한 환자의 치료 효과는 현재 여러 진료 현장에서 그 타당성이 입증되고 있으며, 만성골반통증후군 환자에서 UPOINT 개념의 적용은 환자가 호소하는 증상의 유형을 정확하게 구별하여 증상별로 효율적인 치료를 할 수 있게 도와주고 있습니다(표 9-1).

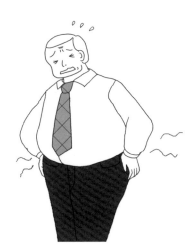

표 9-1 UPOINT 분류체계: 각각의 임상 표현형의 의미

임상 표현형	임상적 의미
Urinary	• 잔뇨가 100mL 이상, 만성전립선염 증상점수표 중 배뇨증상 점수가 4점보다 큰 경우 • 2회 이상의 야간뇨, 요절박, 빈뇨가 있는 경우
Psychosocial	• 임상적 우울증이 있는 경우 • 잘못된 극복 방법과 사회적 상호작용 문제, '파국화'라 불리는 정신과적인 상황(증상을 확대 해석하고 강박적으로 사고하며 결국 무력증에 빠짐) 등이 있는 경우
Organ specific	• 전립선을 가볍게 만지기만 해도 통증을 호소하는 경우 • 전립선액에서 염증이 확인된 경우
Infection	• 급성 감염이 있거나 만성세균성전립선염 환자들은 배제되며, 과거에 항생제치료에 효과가 있었던 경우 • 전립선액검사, 2배분뇨법검사에서 음성이나 중합효소연쇄반응검사에서 세균이 발견되는 경우
Neurologic/ Systemic	• 과민성대장증후군, 섬유근육통, 만성피로증후군과 같은 설명되지 않는 신경병증이 있는 경우로 복부 및 골반 외의 부위에 동통이 있는 경우
Tenderness (of skeletal muscles)	• 회음부 또는 골반저에 압통, 동통, 연축이 있거나 직장수지검사 시 회음부와 골반 부위에 근막동통유발점이 있는 경우
Sexology	• 발기능력, 사정능력, 사정 후 통증 등이 있는 경우

무증상전립선염(Ⅳ군)

무증상전립선염은 하부요로증상이 없는 불임 환자의 정액이나 전립선액검사, 전립선비대증 수술 환자의 조직검사나 전립선암이 의심되어 시행한 전립선조직검사에서 우연히 염증 소견이 발견된 질

환입니다. 동반 질환이나 검사에서 이상 소견이 없는 경우에는 일반적으로 치료하지 않아도 됩니다.

2 전립선염의 기본진단

병력청취

환자는 자신이 전립선염을 앓은 적이 있는지를 반드시 의사에게 알려 주어야 합니다. 왜냐하면 급성세균성전립선염이나 만성세균성전립선염이 어느 정도 만성골반통증후군으로 이행되는지는 알 수 없으나 꽤 많을 것으로 추정하고 있고, 또한 만성골반통증후군으로 진단받았던 병력이 있는 환자의 진단과 치료는 새로 발병한 환자와 다를 수 있기 때문입니다. 문진을 통해 감염에 의한 것인지 혹은 암, 복용 중인 약제, 기저 질환, 기형, 골반장기에 대한 치료 이력 등이 원인인지를 세밀하게 파악하는 것이 진단에 매우 중요합니다. 우울증이나 다른 정신적 질환 때문에 치료 받은 병력이나, 항문 또는 고환의 질환 유무도 의사에게 알려 주어야 합니다. 의사는 환자의 직업에 대해서도 살펴보는 것이 중요한데, 오랜 시간 앉아서 일을 해야 하는 사람은 치료를 해도 만성 통증이 호전되지 않는 경우가 종종 있기 때문입니다. 성격이 예민하고 스트레스에 민감하며 학력이 높을수록 치료 효과가 더디게 나타날 수 있습니다.

신체검사

만성골반통증후군 환자는 흔히 회음부나 외성기의 통증을 호소하기 때문에 서혜부 탈장이나 항문 주위 질환, 부고환에 이상이 있는지를 확인해야 합니다. 특히 정관수술을 한 후에 부고환에 병변이 생겨 만성적으로 통증을 호소하는 경우와는 감별해야 합니다. 항문을 통해 전립선을 촉진하는 직장수지검사는 급성세균성전립선염을 진단하는 데 매우 유용한데, 의사가 전립선 부위를 만지면 환자가 심한 압통을 느끼고 염증으로 인한 부종과 열감 등의 소견을 나타내므로 쉽게 진단할 수 있습니다. 하지만 급성세균성전립선염이 아닌 전립선염 환자의 전립선을 만져 볼 때 사람마다 다양하므로 특징적인 소견은 없습니다. 만약 전립선 내에 결석이 있으면 전립선암처럼 단단하게 만져질 수 있고, 치료가 잘 되지 않는 만성전립선염 환자에서는 울퉁불퉁한 표면이 만져지고 환자가 압통을 호

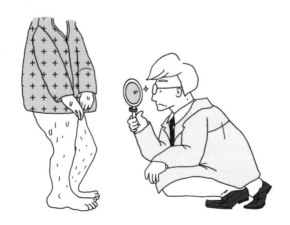

소하기도 합니다. 만성골반통증후군 환자에서 직장을 촉진하면 골반근의 압통과 항문조임근의 긴장이 느껴질 수 있습니다.

전립선염증상의 평가와 자가진단

급성전립선염은 특징적으로 고열과 확실한 증상이 있어 쉽게 진단되나, 만성전립선염은 증상 자체가 다양하고 주관적이어서 객관화할 필요가 있습니다.

이에 따라 미국 국립보건원에서 만성전립선염 증상점수표Chronic Prostatitis Symptom Index; CPSI를 완성했으며, 이 점수표가 널리 쓰이고 있습니다(표 9-2).

이 증상점수표는 통증(위치, 경중, 빈도), 배뇨(자극증상과 폐색증상), 그리고 증상들이 미친 영향(삶의 질) 등 3개의 주요 항목과 9개의 질문들로 이루어져 있습니다. 통증 혹은 불쾌감에 대한 점수가 0~21점, 배뇨증상의 점수가 0~10점, 삶의 질에 관한 점수가 0~12점으로 분류되어 총 점수는 0~43점으로 점수가 높을수록 증상이 심한 것을 의미합니다. 이 증상점수표는 전립선염 연구와 임상에서 모범적인 평가 도구로 사용되고 있으며, 환자들의 자가진단 및 평가 방법으로도 사용되고 있습니다. 국내에서도 대한전립선학회와 대한배뇨장애요실금학회 후원으로 이 증상점수표가 한글로 번역되어 전립선염 환자들의 기초 자료와 치료 후의 평가에 유용하게 사용되고 있습니다.

표 9-2 미국 국립보건원 만성전립선염 증상점수표

미국 국립보건원 만성전립선염 증상점수표

• 통증 혹은 불쾌감

1. 지난 일주일 동안에 다음의 부위에서 통증이나 불쾌감을 경험한 적이 있습니까?

예　아니오

☐ 1　☐ 0　가. 고환과 항문 사이(회음부)

☐ 1　☐ 0　나. 고환

☐ 1　☐ 0　다. 성기의 끝(소변 보는 것과 관계없이)

☐ 1　☐ 0　라. 허리 이하의 치골(불두덩) 혹은 방광 부위(아랫배)

2. 지난 일주일 동안에 다음의 증상이 있었습니까?

예　아니오

☐ 1　☐ 0　가. 소변을 볼 때 통증이나 뜨끔뜨끔한 느낌

☐ 1　☐ 0　나. 성관계 시 절정감을 느낄 때(사정 시) 또는 그 이후 불쾌한 느낌

3. 위의 부위에서 통증이나 불쾌감을 느낀 적이 있다면 지난 일주일 동안에 얼마나 자주 느꼈습니까?

☐ 0 전혀 없음　☐ 1 드물게　☐ 2 가끔　☐ 3 자주　☐ 4 아주 자주　☐ 5 항상

4. 지난 일주일 동안에 느꼈던 통증이나 불쾌감의 정도를 숫자로 바꾼다면 평균적으로 어디에 해당됩니까?

0　1　2　3　4　5　6　7　8　9　10
☐ ☐ ☐ ☐ ☐ ☐ ☐ ☐ ☐ ☐ ☐
↑　　　　　　　　　　　↑
전혀 없음　　　　　상상할 수 있는 가장 심한 통증

- **배뇨**

5. 지난 일주일 동안에 소변을 본 후에도 소변이 방광에 남아 있는 것처럼 느끼는 경우가 얼마나 자주 있었습니까?

  □ 0 전혀 없음　　　　　　□ 1 다섯 번 중에 한 번 이하
  □ 2 반 이하　　　　　　　□ 3 반 정도
  □ 4 반 이상　　　　　　　□ 5 거의 항상

6. 지난 일주일 동안에 소변을 본 뒤 2시간이 채 지나기도 전에 또 소변을 본 경우가 얼마나 자주 있었습니까?

  □ 0 전혀 없음　　　　　　□ 1 다섯 번 중에 한 번 이하
  □ 2 반 이하　　　　　　　□ 3 반 정도
  □ 4 반 이상　　　　　　　□ 5 거의 항상

- **증상들로 인한 영향**

7. 지난 일주일 동안에 상기 증상으로 인해 일상생활에 지장을 받은 적이 어느 정도 됩니까?

  □ 0 없음　　□ 1 단지 조금　　□ 2 어느 정도　　□ 3 아주 많이

8. 지난 일주일 동안에 얼마나 자주 상기 증상으로 고민하였습니까?

  □ 0 없음　　□ 1 단지 조금　　□ 2 어느 정도　　□ 3 아주 많이

- **삶의 질**

9. 만약 지난 일주일 동안의 증상이 남은 평생 지속된다면 이것을 어떻게 생각하십니까?

  □ 0 매우 기쁘다　　　　　□ 1 기쁘다
  □ 2 대체로 만족스럽다　　□ 3 반반이다
  □ 4 대체로 불만족스럽다　□ 5 불행하다
  □ 6 끔찍하다

만성전립선염 증상점수

통증(1~4문의 합계) = _____
배뇨증상(5, 6문의 합계) = _____
삶의 질에 대한 영향(7~9문의 합계) = _____

3 특수검사

하부요로감염 부위 감별진단

전립선염은 전립선액, 전립선 마사지 후 첫 소변VB3 또는 정액을 검사해서 세균 유무와 백혈구의 증가 여부로 진단합니다. 검사법 으로는 주로 4배분뇨법 또는 2배분뇨법이 사용되는데, 배양검사에 서 균이 자라면 세균성으로 진단합니다(그림 9-1).

분자생물학적 여러 진단 방법들이 상용화되면서 비뇨생식기 질 환에서도 적용이 되고 있는데 중합효소연쇄반응법Polyermase Chain Reaction; PCR이 널리 쓰이며 검사의 신속함과 편리함 때문에 요로 감염 분야에 적용되어 전립선염의 원인균 진단에 많은 도움을 주고 있습니다.

4배분뇨법은 소변을 세 번에 나누어 보게 함으로써 각각에 대한 소변검사를 시행해 염증이 있는 부위를 찾아내는 방법입니다. 백 혈구나 세균이 첫 소변에서만 검출되면 단순 요도염을, 모든 소변 에서 검출되면 방광염을, 전립선액이나 마사지 후 소변에만 있으 면 전립선염을 의미합니다. 첫 소변이나 중간뇨 검사에서 세균이 검출되는 경우는 전립선 이외 부위의 요로감염을 의미하므로 우선 전립선에는 침투하지 않는 항균제로 다른 부위의 요로감염을 치료 한 후에 다시 전립선액검사나 마사지 후 소변배양검사를 시행합니 다. 그러나 이 검사법은 이론상으로는 가장 정확한 진단 방법이지 만, 검사 결과가 다양하게 나오고 검사 시간과 비용 문제 등이 있어

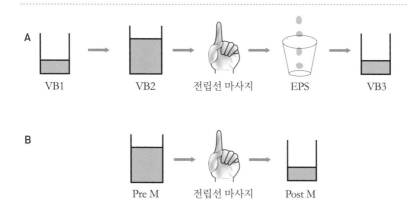

그림 9-1 4배분뇨법과 2배분뇨법 A. 4배분뇨법: 처음 나오는 소변VB1, 중간소변 VB2을 받고, 전립선 마사지를 한 후 전립선액EPS, 전립선 마사지 후 처음 나오는 소변 VB3을 검사하는 방법입니다. B. 2배분뇨법: 전립선 마사지 전 소변Pre M과 후의 소변Post M을 검사하는 방법입니다.

실제 임상에서는 환자의 상태에 따라서 변형된 진단법을 적용하는 경우가 많습니다.

현재는 전립선 마사지 전후의 소변검사나 일반 소변배양검사를 시행하는 2배분뇨법이 많이 시행되고 있습니다. 동일 환자에서 4배분뇨법과 비교한 결과, 매우 높은 일치율을 보여 2배분뇨법으로도 전립선염의 진단과 분류가 가능한 경우가 많기 때문입니다. 게다가 2배분뇨법을 이용하면 4배분뇨법보다 더 손쉽게 전립선염을 진단할 수 있습니다.

정액검사

전립선염의 새로운 분류에 따르면 기존의 전립선통 환자가 농정액
증을 보이면 염증성만성골반통증후군으로 분류합니다. 정액에서
백혈구 수가 $1×10^6$/mL개 이상이거나 또는 100개의 정자를 헤아렸
을 때 백혈구가 6개 이상이면 농정액증으로 진단합니다. 하지만 미
성숙 정자와 백혈구는 특수한 염색을 하지 않으면 현미경에서 감별
하기 어렵습니다.

농정액증 여부를 관찰하기 위한 정액검사는 일반적으로 환자가
처음 내원했을 때 비세균성만성골반통증후군으로 진단되었거나,
전립선염으로 진단된 경우에 전립선액 도말검사에서 백혈구 수가
정상 범주로 최소한 2주 이상 지속되었을 때 시행하는 것이 좋습니
다. 그러나 정액은 고환, 부고환, 정낭에 염증이 있어도 백혈구가
증가할 수 있기 때문에 정액검사의 필요성과 가치에 대한 논의는
계속되고 있습니다.

경직장초음파검사

경직장초음파검사는 만성전립선염을 진단하는 데 필수적인 검사
는 아니지만 전립선비대증이나 전립선암의 감별진단과 사정관 폐
쇄 유무, 정낭의 병변을 확인하기 위해 시행합니다. 전립선염을 진
단할 수 있는 특징적인 초음파 소견은 아직 정립되어 있지 않습니
다. 게다가 경직장초음파는 검사 자체로 전립선에 큰 자극을 줄 수
있기에 특히 급성기에는 농양이 의심될 때 외에는 사용하지 않는

것이 좋습니다.

요속검사 및 잔뇨량 측정

요속검사 및 잔뇨량 측정은 전립선염을 진단하는 데 반드시 필요한 검사는 아니지만, 배뇨곤란, 약한요류(세뇨), 요절박 및 빈뇨 같은 배뇨증상을 호소하는 환자의 배뇨 상태를 확인하기 위해 검사가 필요할 수 있습니다.

방광요도경검사

만성전립선염 환자는 방광요도경검사에서 대개는 정상 소견을 보이나 간혹 전립선요도의 충혈, 부종, 용종 등이 관찰될 수 있습니다. 하지만 이를 전립선염의 특징적인 소견으로 볼 수는 없기 때문에 방광요도경검사는 필수적이지 않습니다. 그러나 난치성 증상이 있을 때는 간질성방광염이나 방광암과 감별하기 위해 검사가 필요할 수 있습니다.

기타 검사

전립선염이 의심되는 환자라도 혈뇨가 있을 때에는 방광암일 가능성을 배제하기 위해 요세포검사와 복부컴퓨터단층촬영을 해야 하며, 전립선암과 감별하기 위해 전립선특이항원Prostate Specific Antigen; PSA검사를 시행해야 합니다.

CHAPTER 10

전립선염의 치료

전립선염은 단순한 염증성 질환이 아니라 그 원인이 다양하며 아직까지 발병 기전이 정확히 알려지지 않아 치료가 어렵고 재발이 흔한 질환입니다. 또한 매우 다양한 증상을 호소하고 치료가 진행되더라도 재발이 많으며, 환자가 생각하는 만큼 증상의 호전이 없는 경우도 많아 비뇨의학과의 대표적인 난치성 질환 중 하나입니다.

따라서 여러 종류의 약물치료와 전립선 마사지, 열치료, 수술 등이 전립선염 치료에 이용되고 있습니다. 이 중 효과가 확인된 치료법을 우선적으로 선택하여 치료 효과를 판별한 뒤 효과가 좋지 않을 경우 단계적으로 다른 치료 방법을 적용해 가는 것이 바람직합니다. 이러다 보면 치료에 시간이 오래 걸리는 경우가 많으므로 인내심을 갖고 치료에 임하는 것이 가장 중요하며, 조급한 마음에 효과가 확인되지 않은 약제나 치료 방법을 이용하는 것은 오히려 건강을 해치는 위험한 행동임을 명심해야 합니다.

1 분류에 따른 치료 방침

급성세균성전립선염과 만성세균성
전립선염의 원인은 세균성이므로
항생제 치료가 우선 시행됩니다.
그러나 전립선염은 분명히 염증성
질환으로 알려져 있음에도 뚜렷한
병원균을 찾을 수 없는 경우가 많습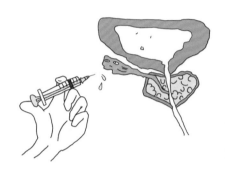
니다. 이런 비세균성전립선염이 많은 수를 차지하고 있기 때문에
항생제 이외에도 다른 여러 약물들이 치료에 사용되고 있습니다.

급성세균성전립선염(Ⅰ군)

급성세균성전립선염일 때는 소변과 혈액의 배양검체를 얻은 후 즉
시 경험적인 항생제치료를 시작해야 합니다. 최근 대한요로생식기
감염학회의 요로감염 항생제 사용 지침 권고안에 의하면 국내 플루
오로퀴놀론fluoroquinolone의 요로감염 원인균에 대한 내성을 고려
할 때, 입원이 필요한 환자에 대한 일차 치료 정주용 항생제로는 베
타락탐아제억제제beta-lactamase inhibitor, 3세대 세팔로스포린cepha-
losporin, 카바페넴carbapenem을 사용할 수 있으며 아미노글리코사
이드aminoglycoside와 함께 병용할 수도 있습니다. 급성세균성전립
선염의 통증과 염증 완화를 위해서는 비스테로이드 항염증제를 사
용하고, 하부요로증상에는 알파차단제가 주로 이용됩니다.

환자가 통증이 심해 소변 보기가 힘들거나 잔뇨가 많다면 소변을 배출하기 위해 도뇨관 유치를 고려해야 하는데, 이때는 전립선을 거치지 않고 하복부를 통해 방광에 직접 작은 구멍을 뚫어 도뇨관을 유치하는 치골상부도뇨관이 권장됩니다. 하지만 환자가 이를 거부하거나 치골상부도뇨관 유치가 어렵다고 판단될 때는 간헐적 도뇨 혹은 요도를 통한 도뇨관 유치도 고려할 수 있습니다.

만약 적절한 항생제 사용에도 불구하고 임상적으로 증상이 완전히 호전되지 않을 경우에는 전립선농양의 발생을 의심해야 하며, 경직장초음파검사 또는 컴퓨터단층촬영을 시행하게 됩니다. 만약 전립선농양이 발견된다면 비호기성 세균에 대한 항균제를 추가하고 경직장초음파를 통해 농양을 흡인 또는 배출시킬 수 있는데, 농양이 큰 경우에는 경요도전립선농양절제술을 시행하기도 합니다. 만성전립선염으로 진행하는 것을 예방하기 위해 고농도의 정주용 항생제 투여 이후 증상이 호전되면 통상 2~4주간 경구 항생제를 복용할 것을 권장하고 있습니다.

만성세균성전립선염(Ⅱ군)

만성세균성전립선염에 대한 항생제의 치료 효과는 단기적으로는 80~90%로 보고되고 있으나 장기적으로 추적관찰한 경우에는 60% 정도로 알려져 있으며, 여러 임상연구 결과 치료 기간은 4~6주 이상이 적절하다고 보고 있습니다. 장기간의 항생제요법에 실패하여 요도염이 자주 재발하거나, 항생제를 중단했을 때 전립선염증상이 악화되는 환자에게는 낮은 용량으로 항생제를 지속적으로 투여하게 됩니다. 이 같은 치료 방법을 억제요법이라고 하는데, 근본적인 전립선염의 치료 방법은 아니고 재발되는 요도염을 예방하려는 것입니다.

만성골반통증후군(Ⅲ군)

만성골반통증후군의 원인은 아직까지 명확히 밝혀지지 않았으나 세균이 영향을 많이 미친다고 주장하는 연구 결과가 많습니다. 전립선 마사지 후 소변배양검사에서 세균이 배양되지 않아도 세균성 전립선염이 비세균성전립선염으로 진단될 가능성이 있으므로, 이를 배제하기 위한 진단 및 치료를 동시에 고려하여 일단 항생제를 투여하고 치료 반응 여부에 따라 치료 방침을 결정하는 방법이 제시되고 있습니다. 만성골반통증후군은 비세균성이지만 세균성전립선염으로 판단하여 4~6주 이상까지도 항생제를 투여할 수 있고, 일반 세균배양검사에서 균이 자라지 않는다고 항생제 투여 기간을 단축할 필요는 없습니다.

배뇨할 때 방광경부평활근 이완장애로 인한 배뇨통과 하부요로 증상을 호소하는 경우에는 알파차단제와 진통소염제를 투여하게 됩니다. 또한 회음부평활근과 골격근의 조절 불균형이 있는 경우 근육이완제도 사용할 수 있습니다. 기타 치료 방법으로는 5알파환원효소억제제·생약제제 사용 혹은 생활습관 개선 등도 증상 완화를 위해 이용됩니다. 증상이 개선되지 않으면 열치료를 고려해 볼

수도 있지만 그 이론적인 근거는 매우 희박한데, 뒤의 "만성골반통
증후군의 다양한 치료 방법"을 통해 더 자세히 기술하겠습니다.

무증상전립선염(IV군)
대부분의 경우 무증상전립선염은 치료할 필요가 없습니다. 그러나
전립선특이항원Prostate Specific Antigen; PSA 수치의 상승 때문에 시
행한 전립선조직검사에서 염증이 발견된 경우에 부득이하게 재조
직검사를 시행해야 한다면 검사 전에 항생제 치료를 하기도 합니
다. 또한 불임 남성의 정액에서 염증 소견이 관찰되면 항생제를 사
용하는 것이 좋습니다.

2 만성골반통증후군의 증상에 따른 치료 방침: UPOINT

전립선염은 분명히 염증성 질환으로 알려져 있음에도 전립선검사
나 마사지 후의 소변검사에서 백혈구의 출현은 있지만 배양검사에
서 뚜렷한 병원균을 찾을 수 없는 경우가 많습니다. 이는 항생제 단
일 요법이 전립선염 치료에 적절하지 않다는 것을 뜻하는데, 학계
에서 인정하는 항생제 외의 광범위 항생제를 근거 없이 투약하는
것은 치료에 도움이 되지 않습니다.

　최근에는 항생제 투여를 전면 부정하지는 않지만, 주로 증상을
완화시키는 치료법을 더 강조하는 추세입니다. 결정적인 염증 소

견이 없는 경우에는 회음부 통증이나 빈뇨, 잔뇨감, 배뇨통과 같은
방광자극증상을 완화시켜 줄 수 있는 평활근 이완제와 진경제, 진
통제, 가벼운 신경안정제를 겸용하는 것이 보편화되고 있습니다.
이는 새롭게 도입된 분류체계인 UPOINT를 통한 치료 접근 방법
과 일맥상통합니다. UPOINT 분류체계는 전립선염에 의한 증상
원인을 전립선이라는 장기에만 국한하지 않고 유사한 증상을 유발
하는 전립선 이외의 원인에도 중점을 두고 여러 원인을 함께 교정
하여 치료 효과를 높이고자 하는 것입니다. 이 방법은 다양한 증상
을 호소하는 개개인의 원인을 파악하여 가장 효과적인 증상 완화
방법을 찾는 데 도움을 줄 수 있습니다(표 9-1 참조).

3 만성골반통증후군의 다양한 치료 방법

약물치료
항생제

전통적으로 트리메토프림trimethoprim과 설파메토사졸sulfamethox-
azole 복합체가 세균성전립선염의 치료에 사용되어 왔으나, 장기
간 투약했을 때 치료 반응이 저조하다는 단점이 있었습니다. 이후
1980년대 중반에 등장한 퀴놀론quinolone계 약물은 전립선 조직 내
로의 침투력이 매우 우수하여 혈장 농도보다 전립선 조직 내의 항
생제 농도가 높아 만성골반통증후군 치료에 우선적으로 사용되고

있습니다. 클라미디아, 유레아플라스마와 같이 배양검사로 검출이 되지 않는 잠재균에 대해서도 제한적이지만 효과를 나타내는 것으로 알려져 있지만 오랜 기간 사용으로 인한 내성 발생이 점점 높아져 가고 있습니다. 배양검사에서 양성인 세균성전립선염은 재발성 요도염의 가장 흔한 원인으로 항생제치료가 필요합니다. 그러나 만성골반통증후군에서 항생제치료법은 아직까지 정립되어 있지 않으며, 재발과 증상 근절에 대한 효과는 아직 명료한 결론이 나지 않은 실정입니다. 2022년 유럽비뇨의학회의 전립선염 치료 권고안에 따르면 이전에 항생제치료를 사용하지 않았던 환자의 경우에는 4~6주 정도 항생제를 계속 복용하는 것을 권장하고 있습니다.

알파차단제

연구에 따르면 만성전립선염 치료에 알파차단제의 사용은 충분한 근거가 없는 것으로 밝혀졌습니다. 그러나 알파차단제는 전립선요도 부위의 평활근을 이완시켜서 배뇨증상을 완화하고 통증을 줄이는 역할을 하며, 또한 전립선요도의 압력을 낮추어 전립선으로의 요역류를 방지하는 역할도 합니다. 따라서 소변이 전립선 내로 역류해서 생기는 비세균성전립선염으로 판단될 때 시도해 볼 수 있는 치료 약물이 될 수 있습니다. 알파차단제로 증상의 호전을 보이는 경우 증상이 좋아진 이후에도 한동안 계속 복용해야 합니다.

진통소염제 / 소염제

진통소염제도 만성전립선염 환자에게 경험적으로 사용되고 있지만, 장기간 효과에 대해서는 아직 미지수입니다. 경험적으로 진통소염제는 통증이 심한 환자에게 효과적이고, 삼환계항우울제를 병용하면 전립선염의 통증 조절에 효과적인 경우도 있습니다. 인도메타신indomethacin 같은 비스테로이드성 소염제는 비특이적 염증 환자에게 효과가 좋습니다. 진통제는 장기간 투여할 경우 위장관출혈, 간독성 같은 심각한 부작용을 일으킬 수 있으며, 특히 마약성 진통제는 심각한 의존성을 일으킬 수 있기 때문에 장기간 투여할 때는 반드시 의사와 상의하도록 해야 합니다. 부작용을 줄인 사이토카인cytokine 억제제 또는 콕스2억제제 같은 면역조절제들이 등장했으나 더 많은 연구가 필요한 실정입니다.

근육이완제

평활근 이완제는 알파차단제와 같이 배뇨증상 개선과 통증 경감을 목적으로 사용됩니다. 비염증성만성골반통증후군 중에서 특히 골반근의 긴장성 근육통이 있는 배뇨근-조임근의 부조화나 골반

삼환계항우울제
아드레날린성 신경말단에서 노르에피네프린과 세로토닌의 재흡수를 차단하여 진통 및 항우울 효과를 보입니다. 만성 통증 환자들에게서 우울증이 동반되는 경우가 흔하고 우울증이 동반된 환자들은 통증에 대하여 더 민감하기는 하지만 항우울제는 우울증의 동반 여부와 관계없이 통증에 대한 예민도를 떨어뜨립니다.

저 또는 회음부 근육의 비정상적인 수축이 확인된 환자에게는 골격
근 이완제인 벤조디아제팜benzodiazepam 계통의 약물, 즉 디아제팜
diazepam, 알프라졸람alprazolam 등과 바클로펜baclofen이 도움이 됩
니다.

5알파환원효소억제제

일부 전립선 염증은 호르몬과 연관된 전립선 상피조직의 염증과 관
련이 있습니다. 남성호르몬이 전립선 상피세포에 작용하기 위해서
는 5알파환원효소에 의해 활성 상태로 변환되어야만 하기 때문에
5알파환원효소억제제는 전립선에 대한 남성호르몬의 작용을 차단
하여 염증 발생을 막을 수 있는 것으로 알려져 있습니다. 또한 전립
선 내 도관이나 선을 위축시켜 전립선 내로의 요역류가 감소하여
염증 반응이 줄어들 것으로 보고 있습니다. 대표적인 약제는 피나
스테리드와 두타스테리드입니다. 다수의 연구에서 피나스테리드
가 배뇨증상 호전, 염증 및 통증 감소 효과가 있다고 보고하고 있으
며, 전립선 내 부종 및 압박감을 감소시키는 효과, 선조직을 감소시
킴으로써 염증이 생기는 근원을 차단하는 효과, 항염 효과 및 전립
선 크기를 감소시킴으로써 증상을 완화하는 효과가 있는 것으로 보
고 있습니다.

삼환계항우울제, 항경련제

아미트립틸린amitriptyline과 같은 삼환계항우울제는 아드레날린

adrenaline성 신경말단에서 신경전달물질인 노르에피네프린norepi-
nephrine과 세로토닌serotonin의 재흡수를 차단하여 진통 효과를 나
타내는 것으로 알려져 있습니다. 만성골반통증후군에서 발생하는
만성 통증이 신경병증성 통증에서 유래하는 것으로 알려져 있어 신
경전달물질에 작용하는 삼환계항우울제가 통증의 경감에 도움이
될 수 있다고 합니다. 이 약제에 부작용이 있거나 잘 반응하지 않는
환자에게는 항경련제의 일종인 프레가발린pregabalin을 시도해 볼
수 있습니다. 또한 만성적인 통증은 일부 환자에서 우울증을 유발
할 수 있다는 보고도 있으며, 이를 적절히 조절할 경우 치료 결과에
긍정적인 효과를 가져올 수 있다는 보고도 있습니다.

펜토산폴리설페이트Pentosan Polysulfate

간질성방광염의 증상은 만성전립선염과 증상이 일부 유사하기 때
문에 그동안 간질성방광염을 만성전립선염으로 잘못 진단한 경우
가 많았다는 보고가 있습니다. 이에 따라 만성전립선염 환자에게
서도 간질성방광염 치료에 사용하는 펜토산폴리설페이트가 효과
가 있을 것으로 기대하여 여러 연구가 진행되었으나, 아직까지 확
실하게 밝혀진 치료 효과는 없어 보다 많은 연구가 필요합니다.

간질성방광염

만성방광염의 특수한 형태로, 방광에 세균감염 없이 염증이 생겨 방광자극증상과
배뇨통, 성교통 등이 발생하여 점점 악화되는 질환

기타 치료

열치료

전립선비대증 치료의 일환으로 경요도극초단파고온치료가 사용된 이후 만성골반통증후군 환자의 치료로 열치료에 대한 연구가 추진되었습니다. 전립선에 열을 가하여 통증을 완화시킨다는 기본 원리를 이용한 것으로 경요도 또는 경직장을 통해 치료합니다. 과거에 많이 사용되었으나 장기적인 치료 성적이 좋지 않으며 이론적인 근거가 부족하여 현재는 보편적으로 사용하지 않습니다.

바이오피드백치료

바이오피드백치료는 요실금, 장기 탈출증, 소아 배뇨장애, 만성골반통증후군 등 여러 질환에 대한 효과가 연구되어 있습니다. 골반저근기능장애가 만성골반통증후군의 원인이라고 보고 근육을 재단련하는 것이 치료의 기본 기전입니다. 이 방법은 최대한 근육을 수축시키고 이완시켜 통증을 완화하고 근육을 사용하는 방법을 새롭게 익힐 수 있게 하여 증상의 호전을 기대할 수 있습니다.

전기자기장치료

전기자기장치료는 기존의 측정 가능한 파장과 주파수를 가지는 에

바이오피드백
골반근육의 수축 상태를 모니터로 확인하면서 근육의 과도한 긴장을 의식적으로 조절할 수 있도록 훈련하는 방법

너지 힘을 이용해 증상을 완화시키는 치료법입니다. 만성골반통증후군의 신경조절 및 신경인성 관점에 초점을 두고 이 방법을 개발했습니다. 보조적인 치료로는 가능하나 그 이론적 근거가 부족하여 일차 치료로는 추천하지 않습니다.

체외충격파치료Extracorporeal Shock-Wave Therapy; ESWT

체외충격파치료는 만성골반통증후군을 호소하는 남성을 대상으로 한 최근의 많은 연구에서 통증, 배뇨증상 등의 치료에 좋은 결과를 보이고 있습니다. 매주 4회 회음부 체외충격파요법을 실시한 연구에서 치료를 하지 않은 그룹에 비해 통증, 삶의 질 및 배뇨가 유의하게 개선된 것으로 나타났습니다. 이 외 몇몇 연구 결과에서도 전립선염 설문지 점수와 통증 측면에서 효과가 있다고 보고했습니다. 아직까지 효과가 완전히 입증된 치료는 아니지만 다른 여러 치료에도 효과를 보지 못한 만성골반통증후군 환자들이 많기 때문에 비교적 최근에 각광받는 치료법입니다.

4 만성골반통증후군의 증상을 호전시키는 방법

생활습관 개선 및 식생활 개선

가장 중요한 치료 원칙은 통증을 일으킬 만한 환경을 없애는 것입니다. 전립선염은 면역력이 떨어질 때마다 재발하는 만큼 컨디션

관리가 절실합니다. 되도록 과로나 심한 스트레스를 받는 상황을 피하고, 흡연이나 음주보다는 가벼운 운동을 통해 정신적 안정을 찾는 것이 중요합니다. 회음부에 스트레스를 주는 상황을 피해야 하는데, 운전할 때나 일할 때 의자나 운전석에 푹신푹신한 방석 또는 회음부에 압통이 가지 않도록 고안된 도넛 모양의 방석을 깔고, 되도록 자전거나 오토바이를 타지 않도록 합니다. 자전거나 오토바이를 타더라도 깔고 앉는 안장이 넓고 부드러운 것을 선택합니다.

규칙적인 성생활

규칙적인 성생활을 하여 전립선액을 배출시키는 것이 가장 중요하다는 주장이 있는데, 사정 효과는 전립선 마사지를 받는 효과에 준한다고 보고 있습니다. 따라서 억지로 사정을 막지 말고 주 2회 정도의 규칙적인 성생활로 전립선액을 배출해 주는 것이 좋을 수 있

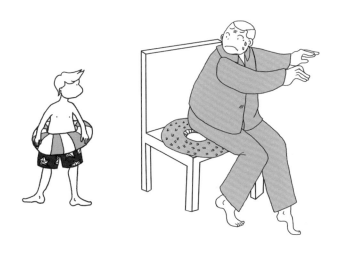

지만 근거가 부족하여 진료 지침에서 권장하고 있는 치료법은 아닙니다.

반복적 전립선 마사지

이론적으로 마사지는 막혀 있던 전립선 도관의 배출 및 혈액순환을 돕고 항균제의 투과성을 증진시키는 효과를 나타냅니다. 꼭 필요한 경우, 특히 규칙적인 성관계를 할 수 없는 환자에게 주 1~2회 시행하되, 기술적으로 아주 부드럽게 해 주는 것이 바람직합니다. 집에서 개인이 할 수 있는 다른 방법은 회음부나 서혜부에서 통증이 느껴지는 부위를 중심으로 손가락을 모아 둥글게 마사지를 하면서 마사지 부위를 점차 넓혀 가는 방법이 있습니다.

온좌욕

온좌욕은 전립선과 회음부의 근육을 이완시켜 통증을 완화하고 염증 분비물의 배설을 촉진하며 혈액순환을 증가시켜서 전립선 세포 내의 산소분압이 증가되어 근세포의 회복을 돕고 부종을 감소시키는 효과가 있습니다. 방법은 40℃ 정도의 따뜻한 물을 받은 후 좌욕의 경우에는 매일 저녁에 10분 정도 좌욕기에 엉덩이가 잠길 정도로 하고, 반신욕의 경우에는 일주일에 2~3번, 20~30분 정도 명치 아래 부위까지 잠길 정도로 합니다. 온좌욕은 방광과 전립선 부위의 긴장감을 풀어 주고 전립선 혈류를 증가시켜 주기 때문에 약물의 침투 효과를 높여 주는 역할을 합니다. 시간이 부족하거나 집에서 간단히 하고 싶을 때는 샤워기를 이용해 항문과 회음부를 온수로 약 5~10분 정도 마사지하거나 세숫대야에 온수를 받아 회음부를 담급니다. 하지만 다른 방법들과 마찬가지로 근거가 부족하여 진료 지침에서 권장하고 있는 치료법은 아닙니다.

SECTION IV

전립선암

CHAPTER 11

전립선암에 대한 기본적 이해

전립선암은 오랜 시간에 걸쳐 여러 단계의 발암 과정과 진행 과정을 거치는데, 이 발생과 진행에는 유전적인 인자, 내인성 인자, 환경적 인자들이 관여한다고 알려져 있습니다. 전립선암은 이미 서양에서는 남성암 중 발생률이 가장 높은 암으로, 최근 우리나라에서도 수명이 길어지고 동물성 지방 섭취 증가와 같은 식생활의 서구화와 함께 전립선특이항원Prostate Specific Antigen; PSA검사와 같은 진단기술의 발달 및 검진이 늘어남에 따라 전립선암이 급격하게 증가하고 있습니다.

기대수명이 높아지고 고령화 사회가 진행되면서 전립선암의 유병률과 사망률은 앞으로도 계속 증가할 것으로 예상되므로, 조기진단을 위한 적극적인 노력이 필요합니다.

1 발생

전립선비대증이 전립선에 발생한 양성종양이라면, 전립선암은 전립선에 생긴 악성종양으로 대부분은 전립선액을 분비하는 전립선의 선이나 관에 생기는 선암adenocarcinoma입니다(그림 11-1). 전립선은 발생기원을 기초로 하여 말초구역, 이행구역, 중심구역, 전방섬유근육기질, 전전립선조임근의 5구역으로 분류하는데(그림 1-3 참조), 전립선암은 말초구역에서 70%가 발생하며 이행구역에서는 20%, 중심구역에서는 10% 정도가 발생하고 있습니다.

　다른 암들처럼 전립선암 또한 빨리 자라서 주위 조직을 침범하거나 혈관이나 림프관으로 들어가서 림프절 및 다른 장기로 전이할 수 있는 성질이 있습니다.

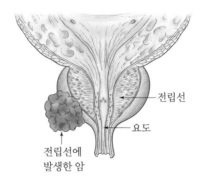

그림 11-1 전립선에 발생한 악성종양

2 역학

미국이나 유럽에서 전립선암은 남성암 발생률 중에서 1위로, 암으로 인한 사망 원인 중에서는 폐암에 이어 2위를 차지하고 있습니다. 최근 우리나라에서도 전립선암 발생이 크게 증가하고 있습니다.

2020년도 우리나라의 국가암등록통계에 따르면, 247,952건의 암이 발생했으며, 그중 전립선암은 16,815건으로 남성암 중에서 3위를 차지했습니다. 우리나라 전체 남성암 중에서 전립선암이 차지하는 비율은 1989년 1.2%에 불과했으나 2005년에는 4.5%, 2011년에는 8.1%, 2020년에는 12.9%(인구 10만 명당 65.7명)로 가파르게 증가하고 있습니다[그림 11-2]. 특히 주요 암의 연령표준화 발생률 추

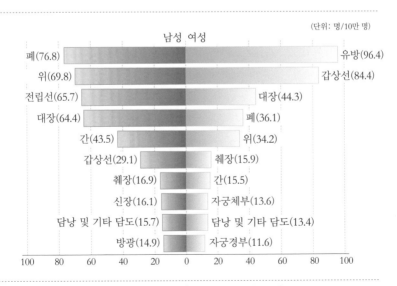

그림 11-2 한국인의 10대 호발암(남녀별·부위별 분류) (2020년 기준)
출처: 국가암정보센터(2023)

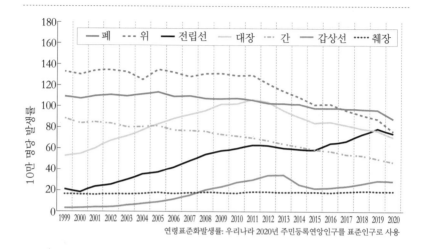

연령표준화발생률: 우리나라 2020년 주민등록연앙인구를 표준인구로 사용

암종	최근 추이	
	발생 기간	연간% 변화율
폐	2005~2020	−1.3*
위	2011~2020	−5.1*
전립선	2015~2020	5.3*
대장	2015~2020	−4.3*
간	2010~2020	−4.0*
갑상선	2015~2020	6.4*
췌장	1999~2020	0.7*

$*P < 0.05$

그림 11-3 주요 암의 연령표준화 발생률 추이(남성)(2020년 기준)

출처: 국가암정보센터(2023)

이를 보면(2020년 기준), 남성에서 간암, 폐암, 위암은 지속적으로 감소하는 반면 전립선암은 연간 5.3% 증가하여 갑상선암에 이어 빠른 증가율을 보이고 있습니다(그림 11-3). 또한 전립선암은 연령이 높아질수록, 특히 50대 이후에 급증하며 65세 이상 남성에서는 10만 명당 375.4명이 발생했으며, 60대에서 80대까지 발생률이 꾸준히 증가하는 양상입니다(그림 11-4).

　연령별 전립선암으로 인한 사망자 수는 80대에 가장 많으며, 60대부터 전립선암 사망률이 급격히 증가합니다. 하지만 전립선암은 발생률에 비해 사망률이 상대적으로 낮은데, 전립선암의 5년 상대생존율은 최근까지도 지속적으로 증가하여 2016~2020년 기준 95.2%로 보고되었고, 이는 전립선암의 진행이 상대적으로 느린 것을 시사합니다.

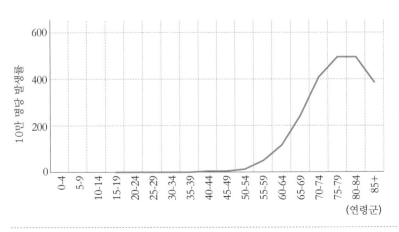

그림 11-4 연령에 따른 전립선암 발병률(2020년 기준)
출처: 국가암정보센터(2023)

3 원인

전립선암의 발생 및 진행에는 유전·내인·환경 인자들이 관여한다
고 알려져 있습니다. 전립선암의 위험인자는 고령의 나이, 백색 또
는 흑색 인종, 전립선암의 가족력, 유제품과 같은 음식에 의한 지방
섭취, 비만 등으로 이 여러 가지 인자들이 상호작용을 하여 전립선
암이 발생하게 됩니다.

유전적 인자
전립선암 중 약 10%는 유전적 성향과 관련되어 있습니다. 아버지
나 형제 중에 전립선암 환자가 있다면 발생위험도가 2.5~3배로 높
아지고, 일란성 쌍둥이에서 한 명이 전립선암이 발생하면 남은 한
명에서 발생위험도는 4배 정도 증가합니다. 또한 직계가족에서 전
립선암의 발병연령이 70대인 경우 상대위험도는 4배지만, 60대인
경우 5배, 50대인 경우 7배로 증가하게 됩니다. 전립선암의 가족력
이 있는 경우에는 전립선암의 위험도가 약 8배 증가하는데, 가족력
이라 함은 가족 내 전립선암 환자가 3명 이상 있거나 부계나 모계에
걸쳐 전립선암이 3대에 걸쳐 발생한 경우, 친척 중에 55세 미만의
전립선암이 2명 이상인 경우입니다.
　이런 유전성 전립선암의 경우 상염색체 우성 형태의 유전이 주
로 나타나는데 여러 유전자의 변형이 보고되었으며, 55세 이하에
서 진단된 전립선암의 약 40%가 유전 성향이 있는 것으로 알려져

있습니다. 또한 DNA(데옥시리보 핵산)의 손상을 복구하는 유전자가 변이되어서 대장암, 난소암, 위암, 소장암, 간담도암, 요로 계통의 암, 뇌암, 피부암등을 일으키는 린치증후군Lynch syndrome에서는 전립선암의 빈도가 2배 증가한다고 합니다.

내인성 인자

나이

연령이 증가할수록 전립선암의 위험도가 높아집니다. 40세 이하에서는 매우 드물지만 50세 이후부터는 발생 빈도가 급격히 증가되면서 전립선암 환자 중 대부분을 60~70대가 차지하고 있습니다. 미국의 경우에도 전립선암의 70% 이상이 65세 이상에서 진단되고 있다고 알려져 있지만 연령 증가와 관련된 어떤 요소들이 암 발생과 연관성이 있는지는 아직 밝혀진 바가 없습니다. 우리나라도 평균 수명의 연장과 함께 급격히 고령화 사회로 진행되고 있으므로 전립선암 진단의 중요성이 더욱 부각되고 있습니다.

인종

많은 역학조사에서 인종에 따라 전립선암의 발생률에 차이가 있는 것으로 보고하고 있는데, 아시아인에서 가장 적게 발생하고 스웨덴 등의 스칸디나비아인에서 가장 높은 빈도로 발생한다고 알려져 있습니다. 2008년 자료에 의하면 미국에서 전립선암 발생률은 흑인, 백인, 히스패닉계, 아시아계 순으로 높아 인종에 따라 발생률에 차이를 보이고 있습니다. 또한 사망률은 백인보다 흑인에서 2배 높은 것으로 보고되었습니다.

한 가지 흥미로운 조사 결과로는 미국에 거주하는 일본인의 전립선암 발생률이 미국 거주 백인보다는 낮으나 일본에 거주하는 일본인보다는 훨씬 높다는 것입니다. 이는 생활환경이 전립선암 발생에 중요한 원인 중 하나라는 것을 의미합니다.

호르몬

전립선암은 남성호르몬에 영향을 받아 병이 진행되므로 남성호르몬을 억제하거나 차단하면 전립선암이 줄어들게 됩니다. 그 예로 사춘기 이전에 고환이 제거된 남성에서는 전립선암이 발생하지 않습니다. 전립선암의 빈도는 연령이 증가할수록 증가하지만 혈중 남성호르몬 수치는 연령이 증가할수록 감소하게 됩니다. 반면 진행된 전립선암 환자의 혈중 남성호르몬 수치는 같은 나이의 전립선암이 없는 정상인에 비해 오히려 더 낮게 나타납니다. 따라서 전립선암 발생에 있어서 남성호르몬이 중요한 역할을 하는 것은 분명하지만 남성호르몬 이외에 다른 요인들이 복합적으로 작용할 수 있다는 점에서 남성호르몬과 전립선암의 발생과 진행에 대해 좀 더 많은 연구가 필요하겠습니다.

환경적 인자

식이

식이가 전립선암에 미치는 영향은 아직 확실히 밝혀지지 않았고 또 현실적으로 식이와 연관된 연구를 하기가 매우 어렵습니다. 왜냐 하면 개인이 장기간 섭취한 음식의 양을 정량화하기 어렵고, 과거 의 식생활을 확인하는 조사 자체가 정확할 수 없어서 원인 음식을 밝히기가 매우 힘들 뿐만 아니라 혈중 영양소의 개인차가 매우 다 양하며, 식생활 습관은 변하기 때문입니다. 더욱이 한 영양소에 따 른 영향을 다른 영양소에 따른 것과 구분하거나 암의 발생과 관련 짓기에는 너무나 어려운 경우가 많습니다.

일반적으로 붉은 살 육류나 고지방 식이는 전립선암의 성장을 자극하고, 반대로 저지방식, 색깔이 있는 과일, 채소 등 섬유질이 많은 음식은 전립선암을 예방하는 것으로 알려져 있습니다. 우리 나라를 비롯한 많은 아시아 국가들이 서양에 비해 저지방의 식습관 을 가지고 있어 전립선암의 발생 빈도가 훨씬 적지만, 만약 이들이 미국으로 이주해서 생활할 경우에는 동물성 지방의 섭취가 증가하 므로 전립선암 발생이 증가하게 됩니다.

과일이나 채소의 작용에 대해서는 아직 명확하지 않으나 토마 토, 수박과 붉은색을 띠는 과일은 다량의 강력한 항산화제인 라이 코펜을 함유하고 있어, 암세포의 성장을 느리게 하여 전립선암의 예방에 좋은 식품으로 알려져 있습니다. 그 밖에 녹차와 붉은 포도 도 세포를 안정화시키고 암으로 변하게 하는 손상을 줄여 주는 강력한 항산화 식품으로 알려져 있습니다.

기타

비만

중년 남성에서 흔히 발생하는 비만은 호르몬의 대사에 영향을 주고 세포에 대한 산화스트레스를 증가시켜 전립선암의 발병위험을 높이게 됩니다. 지방 섭취 감소와 운동요법을 통한 비만 치료는 이러한 전립선암의 발병위험을 감소시키는 것으로 알려져 있습니다. 최근의 보고에 의하면 비만은 전립선암의 위험성을 약 44% 정도 증가시키며 전립선암의 사망률도 증가시키는 것으로 확인되었습니다.

정관수술

정관수술이 전립선암에 미치는 영향은 아직 확실하지 않습니다. 정관수술 후 혈중 테스토스테론 수치가 증가하고, 항정자항체가 만들어져 이들이 전립선암의 발생과 관련이 있다는 보고도 있지만 그렇지 않다는 보고도 많이 있습니다. 따라서 정관수술과 전립선암 위험성과의 관계는 명확하지 않으며, 설령 관계가 있더라도 극히 미약할 것으로 생각됩니다.

흡연

전립선암 발생에 흡연이 영향을 미친다는 연구 결과는 아직 없습니다. 하지만 흡연이 전립선암의 사망률을 증가시킨다고 알려져 있고, 흡연이 전립선암 발생에 미약하지만 영향을 주는 것으로 생각되고 있으므로 전립선암이 있는 경우 금연을 하는 것이 바람직합니다.

음주

전립선암에 대한 음주의 영향도 명확하지는 않습니다. 그러나 술이 간에서 테스토스테론의 대사 과정을 변화시킬 수는 있어서 미약하지만 전립선암의 위험인자일 가능성이 있습니다.

카드뮴

카드뮴Cadmium은 담배연기, 건전지 등에 포함되어 있고 제련소 등에서 노출되기 쉬운 금속으로 과량의 카드뮴에 노출되면 전립선암 발생률이 높아진다는 보고가 있습니다. 카드뮴은 세포의 증식과 RNA(리보핵산) 및 DNA 손상을 회복하는 데 관여하는 아연의 역할을 방해하여 전립선암을 유발한다고 알려져 있습니다. 그러나 직업상 노출된 양을 정확히 측정하기가 어렵고, 다른 물질과 동시에 노출된 경우에 그것이 카드뮴 단독의 영향 때문인지 흡연과 식이 같은 직업 외적인 인자가 동시에 작용했기 때문인지를 알기가 어렵기 때문에 전립선암에 미치는 영향은 아직 확실하지 않습니다.

전립선비대증

전립선비대증은 나이 든 남성에게 흔한 질환이므로, 그동안 전립

선암과의 연관성을 밝히는 것이 중요한 화두였으나 현재는 전립선
암과 관계가 없는 것으로 알려져 있습니다.

성생활

성행위 자체는 전립선암과 관련이 없지만, 한 달에 21회 이상 사정
을 하는 남성은 한 달에 4~7회 사정을 하는 남성에 비해 전립선암
의 위험성이 감소되는 것으로 보고되고 있습니다. 그러나 정상적
인 성생활에 비해 너무 많은 사정 횟수이므로 우리나라에서 권장하
기에는 무리가 있습니다.

전립선의 만성 염증이나 감염

만성전립선염은 만성위축성전립선염으로 발전하고 이것이 전립선
상피내종양으로 발전할 수도 있습니다. 성병의 원인균 중 하나인
임균 등으로 인해 생기는 만성전립선염이 전립선암의 빈도를 높인
다는 보고가 있었지만, 이후 더 진행된 연구들에서 관계가 없다고
보고했습니다.

CHAPTER 12

전립선암의
증상과 진단

전립선암은 초기에는 증상이 없는 경우가 대부분이나 암이 진행되면 배뇨곤란, 혈뇨, 뼈전이로 인한 통증 등의 증상이 나타나게 됩니다.

초기 전립선암은 수술, 방사선치료 등으로 완치될 가능성이 높아 전립선암으로 인한 사망률을 낮출 수 있으나, 암이 진행된 상태에서 진단받은 경우에는 완치가 어렵기 때문에 조기에 발견하는 것이 매우 중요합니다.

전립선암을 진단하기 위해서는 직장수지검사와 전립선특이항원검사를 하는데, 이 검사에서 이상이 발견되면 경직장초음파촬영을 통한 전립선조직검사로 전립선암을 확진하게 됩니다. 최근에는 더 정확한 전립선암 진단을 위해 다인자자기공명영상 촬영 후에 암이 의심되는 부위를 포함하여 체계적 조직검사를 하는 경우가 늘어나고 있습니다.

1 증상

대부분의 초기 전립선암 환자는 증상이 없습니다. 그 이유는 전립
선암은 전립선의 가장자리 부분인 말초구역에 주로 생기므로 암
에 의해 전립선이 커지더라도 요도를 직접 압박하지 않기 때문입니
다. 만약 전립선암이 커져서 전립선요도를 누르게 되면 배뇨곤란
증상이 나타날 수 있는데, 그 원인이 전립선비대증인지 전립선암
인지 감별이 어려울 수가 있으므로 배뇨증상이 없던 사람이 갑자기
소변이 가늘게 나오거나 잘 나오지 않으면 전립선암도 의심해 보아
야 합니다.

전립선암이 요도나 방광경부로 자라면서 요도를 압박하게 되면
소변이 쉽게 나오지 않고, 소변줄기가 가늘어지거나 배뇨 중간에
소변줄기가 끊어지게 됩니다. 또한 방광을 자극하는 증상 때문에
소변을 자주 보게 되고, 소변을 참기 힘들고, 밤에도 소변을 보러
일어나기도 합니다.

전립선암이 정액의 배출구인 사정관을 침범하면 정액에서 피가
나오기도 합니다. 전립선 바깥쪽으로 발기를 일으키는 신경이 지
나가기 때문에 전립선암이 전립선피막을 침범하면 발기부전이 나
타날 수 있습니다. 전립선암이 방광을 침범하게 된다면 혈뇨가 발
생되고, 더 진행하여 방광 내 요관 입구를 막으면 신장에서 요관을

전립선피막
전립선을 싸고 있는 막

통해 소변이 나오는 것을 막게 되므로 옆구리 통증이나 신장이 부어서 늘어나는 수신증이 올 수 있으며, 신기능이 저하되어 신부전에 의한 요독증 등도 나타날 수 있습니다.

전립선암은 흔히 뼈로 전이가 잘 됩니다. 골수에서는 피를 만드는 조혈 작용이 일어나는데 전립선암이 뼈로 전이되면 피가 생성되지 못해 빈혈이 생길 수 있습니다. 뼈 중에서도 척추뼈와 골반뼈로 잘 전이되는데, 척추로 전이되면 허리가 심하게 아플 수 있기 때문에 허리가 아파서 정형외과 치료를 받는 중에 전립선암으로 진단되는 경우도 있습니다. 또한 전립선암이 골반림프절로 전이되면 하지의 림프절이 순환되지 않아 다리가 부을 수도 있습니다.

2 진단

전립선암은 초기에는 증상이 나타나지 않으므로 전립선암을 초기에 발견하기 위해서는 증상과 관계없이 검사를 시행해야 합니다. 조기에 전립선암을 진단하는 데 있어 가장 중요한 검사는 전립선특이항원Prostate Specific Antigen; PSA검사와 항문을 통해 손가락으로 전립선을 촉지하는 직장수지검사입니다. 전립선암을 의심할 수 있는 소견은 전립선특이항원 수치의 증가, 직장수지검사 이상 소견 및 경직장초음파검사에서 저음영 소견hypoechoic lesion 등이며, 전립선암 확진은 전립선조직검사를 통해 하게 됩니다.

직장수지검사

직장수지검사는 항문에 검지손가락을 넣어 전립선을 만져 보는 검사로 전립선의 크기, 딱딱한 정도, 결절의 유무, 통증 여부 등을 확인합니다. 정상 전립선은 표면이 부드럽고 고무를 만지는 느낌이지만, 전립선비대증의 경우 보통 크기가 커져 있으며, 전립선암이라면 딱딱한 결절이 만져질 수 있습니다. 직장수지검사로 전립선 결절이 만져진다면 전립선암일 확률은 21~53% 정도입니다. 특히 전립선암 환자의 약 25%는 전립선특이항원 수치가 4ng/mL 이하의 정상 소견을 보이므로, 직장수지검사에서 결절이 만져진다면 전립선특이항원 수치가 낮더라도 전립선조직검사를 시행해야 합니다. 그러나 전립선암이 상당히 진행될 때까지도 잘 만져지지 않는 경우가 많기 때문에 직장수지검사만으로 전립선암을 진단하기는 어렵습니다. 또한 전립선에서 결절이 만져진다고 해서 모두 암은 아닙니다. 전립선결핵, 전립선결석, 육아종성 전립선염 및 국한성 전립선염 등에서도 결절이 만져질 수 있습니다.

전립선특이항원검사

전립선특이항원은 전립선 조직이나 정액 내에는 고농도로 존재하지만 정상 성인 남성의 혈중에는 낮은 농도로 존재하는 단백질로, 전립선의 정상 구조가 파괴되면 혈중 농도가 증가하게 됩니다(그림 12-1). 전립선특이항원은 전립선암 진단에 매우 중요한 종양표지자로, 전립선암이 있는 경우 상승하게 되지만 전립선비대증, 전립선

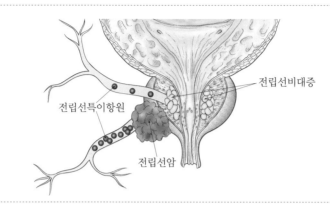

전립선비대증
전립선특이항원
전립선암

그림 12-1 **전립선특이항원검사** 전립선특이항원은 전립선암 조직에서 많이 만들어 내고 전립선비대증에서는 적게 만들어 내므로 전립선암이 있으면 전립선특이항원 수치가 상대적으로 증가하게 됩니다. 그러나 전립선이 많이 커져 있거나 염증이 있을 때도 수치가 올라갈 수 있으므로 정확하게 확인하기 위해서는 조직검사를 해야 합니다.

염, 급성요폐, 전립선허혈 같은 다른 전립선 질환에서도 수치가 상승하며, 직장수지검사, 성관계, 요도카테터 삽입, 전립선조직검사, 경요도전립선수술 등에서도 전립선특이항원 수치가 상승할 수 있습니다.

보통은 전립선특이항원은 2.5~4ng/mL 이하로 존재해야 하는데, 그 이상인 경우에는 전립선암이 있을 확률이 25~30%로 알려져 있어 전립선조직검사를 시행하게 됩니다. 하지만 전립선특이항원이 정상 범위에서도 전립선암이 25% 정도 발견되므로 전립선암을 조기발견하기 위해서는 직장수지검사와 전립선특이항원검사를 동시에 시행해야 합니다.

그런데 전립선특이항원이 상승되었다고 모두 전립선암이라고 볼 수는 없습니다. 다른 질환들을 쉽게 감별하고 불필요한 전립선 조직검사를 줄이기 위해 전립선특이항원 밀도PSA density, 전립선특이항원 연령별 참조 범위Age-specific PSA range, 전립선특이항원 속도PSA velocity, 유리형 전립선특이항원free PSA 비율ratio, 전립선건강지수Prostate Health Index; PHI 등의 보조적인 진단 방법을 사용하게 됩니다. 그러나 이 방법들은 말 그대로 보조적일 뿐입니다.

전립선특이항원 밀도

전립선암 환자는 전립선비대증 환자보다 상피세포의 손상이 심해 전립선특이항원이 혈액 내에 많이 나오게 됩니다. 따라서 전립선 용적당 전립선특이항원의 양을 계산하면 전립선암과 전립선비대증을 구분하는 데 도움이 됩니다. 전립선특이항원 밀도는 전립선특이항원을 전립선 용적(크기)으로 나눈 값이며, 전립선특이항원 밀도가 0.15 이상일 때 전립선암일 확률이 더 높아지게 됩니다.

전립선특이항원 연령별 참조 범위

일반적으로 전립선특이항원 수치가 4ng/mL 이상이면 정상 범위를 벗어난 것으로 판단하지만, 나이가 들수록 전립선이 커지고 전립선특이항원 수치는 전립선 크기가 클수록 높아지므로 정상치도 연령별로 다르게 적용해야 합니다. 전립선특이항원 정상 범위는 50대가 0~3.5ng/mL, 60대가 0~4.5ng/mL, 70대가 0~6.5ng/mL이기 때문에, 연령별 참조 범위를 적용하면 나이 든 환자에서의 불필요한 전립선조직검사를 줄일 수 있습니다.

전립선특이항원 속도

전립선특이항원 속도는 1년 동안 전립선특이항원이 변하는 정도를 나타내는데, 최소 3회를 측정한 후에 판단합니다. 전립선특이항원 속도가 연간 0.75ng/mL 또는 20% 이상 증가하면 전립선암일 가능성이 높습니다. 전립선특이항원이 정상 범위에 있더라도 1년에 0.35~0.4ng/mL 이상으로 증가할 경우에는 조직검사를 고려하는 것이 좋습니다.

유리형 전립선특이항원 비율

전립선특이항원은 혈액 내에서 유리형과 결합형으로 존재하는데, 전립선암 환자에서는 전체 전립선특이항원 대 유리형 전립선특이항원 비율이 낮습니다. 유리형 전립선특이항원 비율이 0.10 이하일 때 전립선암일 확률이 높아집니다.

전립선건강지수

전립선건강지수검사는 2013년 미국 식품의약국에서 승인 받은 전립선암 위험도를 보기 위한 검사로 전립선암에서 특히 높게 발견되는 p2전립선특이항원([-2]proPSA)을 이용하는 검사입니다. 즉 전립선특이항원, 유리형 전립선특이항원, p2전립선특이항원 조합으로 산출된 계산식을 이용하면 전립선특이항원 2~10ng/mL 사이에

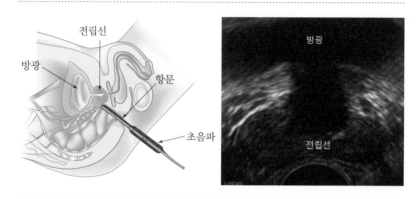

그림 12-2 **경직장초음파검사** 항문을 통해 초음파검사기구를 넣어 전립선의 크기와
이상 여부를 검사합니다.

있는 환자에서 전립선암 검출에 전립선특이항원, 유리형 전립선특
이항원보다 높은 민감도를 보였으며, 특히 고위험 전립선암을 구
별하는 데 더 좋은 결과가 나왔습니다. 또한 이로 인해 30% 정도의
불필요한 전립선조직검사를 줄이는 효과가 있었습니다.

경직장초음파검사

경직장초음파검사Transrectal Ultrasonography; TRUS는 전립선암 진단
을 위한 조직검사와 전립선 용적의 계산, 해부학적 구조, 전립선의
경계뿐 아니라 정낭과 방광도 살펴볼 수 있어 많이 시행되고 있습
니다(그림 12-2). 일반적으로 전립선 주변구역에서 검게 어두운 저에
코 병변이 보이면 우선 전립선암을 의심할 수 있습니다. 하지만 림
프종, 전립선경색, 육아종전립선염 등도 저에코 병변으로 보일 수

있으며, 저에코 병변 중 17~57%만이 전립선암으로 진단됩니다. 따라서 경직장초음파검사는 전립선암을 검사하는 보조적인 방법으로 전립선조직검사를 할 때 이용됩니다. 전립선암의 병기 결정에서 경직장초음파검사의 역할은 제한적이라 할 수 있습니다.

전립선조직검사

전립선암이 의심되는 환자에서 전립선암을 확진하는 가장 중요한 검사이면서 암의 위치, 분포 정도, 분화도에 대한 정보를 얻을 수 있는 검사입니다. 전립선특이항원이 2.5~4ng/mL 이상 상승되어 있거나 직장수지검사에서 결절이 만져지는 경우 또는 경직장초음파검사에서 저에코 병변이 보이는 경우 시행하게 됩니다. 최근에는 전립선자기공명영상을 촬영한 후에 전립선암이 의심되는 부위가 보이는 경우에 전립선조직검사를 시행하기도 합니다.

　전립선조직검사는 항문을 통해 초음파를 삽입하여 전립선을 관찰하면서, 전립선 내 일정한 구역을 정하여 보통 10~12부위의 조직과 초음파 혹은 전립선자기공명영상에서 이상이 있을 것으로 생각되는 부위를 자동채취 침으로 찔러 조직을 채취합니다(그림 12-3). 하지만 초음파만을 이용하는 조직검사는 전립선암과 정상 전립선 조직을 완전히 구별하기 어렵고, 10~12부위 조직검사를 한다고 해

전립선경색
전립선 조직으로 가는 혈류가 감소되어 전립선 조직의 일부가 괴사되는 현상

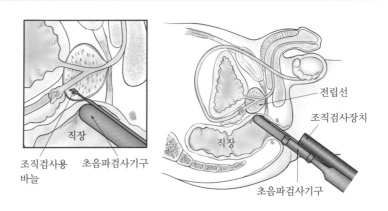

직장

조직검사용   초음파검사기구
바늘

전립선

조직검사장치

직장

초음파검사기구

그림 12-3 전립선조직검사 경직장초음파검사를 통해 전립선조직검사를 시행합니다.

도 전립선의 모든 범위를 확인하는 것이 아니기 때문에, 암이 있는
조직이 포함되지 않으면 전립선암이 진단되지 않을 수 있습니다.
이 같은 한계점으로 보다 정확한 조직 채취를 위해 최근에는 전립
선MRI와 초음파를 융합한 영상 장비를 이용한 조직검사를 시행하
기도 합니다.

　전립선조직검사는 비교적 안전한 시술이지만 대부분의 환자에
서 일시적인 통증이 있을 수 있으며 조직검사 후 혈뇨, 혈변, 혈정
액 등의 경미한 합병증이 있을 수 있으나 대개는 1~2주 내에 자연
적으로 호전됩니다. 그리고 조직검사 후 전립선이 붓게 되어 배뇨
곤란이 나타날 수도 있는데 이런 경우에는 일시적으로 도뇨관을 삽
입하기도 합니다. 가장 심각한 합병증은 직장의 세균이 혈중으로

들어가 패혈증을 일으킬 수 있는데 약 2% 환자에서 발생합니다. 패혈증이 발생되면 38도 이상 고열을 보이면서 환자가 오한을 느끼고, 심한 경우 혈압이 내려가면서 쇼크 상태가 되기도 하므로 이런 경우에는 즉시 응급실 방문 및 입원 치료가 필요합니다. 최근에는 조직검사 전후에 적절한 예방적 항생제를 사용하므로 패혈증은 거의 발생하지 않고 있습니다.

전립선암의 병리

전립선조직검사를 시행한 후에 병리의사가 조직을 염색하여 전립선암의 유무를 확인하게 됩니다. 전립선암이 확인되면 암에 대한

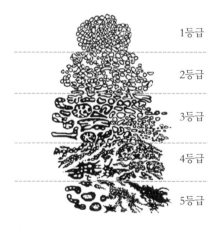

그림 12-4 전립선암의 조직학적 등급(글리슨 점수) 가장 많은 등급+두 번째로 많은 등급=글리슨 점수. 일반적으로 7점 이상의 글리슨 점수는 나쁜 예후 인자와 관련이 있어 임상적으로 나쁜 분화도의 전립선암으로 간주됩니다(대한비뇨의학회 편, 『비뇨의학』(제6판), 일조각, 2019 참조).

악성도를 평가하는 분화도인 글리슨Gleason 등급을 매기게 되는데, 같은 전립선암이라도 분화도가 높으면 암이 빠르게 자라고 다른 부위로 전이되는 가능성도 더 커지게 됩니다. 가장 널리 쓰이고 있는 글리슨 점수는 현미경으로 보는 전립선 조직의 형태를 분화도가 제일 좋은 1등급부터 가장 나쁜 5등급까지 나눈 다음 가장 많이 나타나는 글리슨 등급과 그 다음으로 많이 나타나는 글리슨 등급을 서로 더하여 2부터 10까지 점수를 매겨서 나타냅니다(예: 글리슨 점수 = 가장 많이 나타난 형태가 3등급이고 두 번째로 많은 형태가 4등급이면 3점 + 4점 = 7점)(그림 12-4). 글리슨 점수가 6점 이하일 경우 낮은 악성도, 7점일 경우 중간 악성도, 8~10점일 경우 높은 악성도라고 하고, 분화도가 나쁜 글리슨 점수 8~10의 전립선암은 암의 진행도 빠르고 전이의 가능성도 높아 예후가 나쁘다고 할 수 있습니다.

최근에는 전립선암의 임상적 예후에도 맞고 편하게 분류하기 위해 국제비뇨기병리학회International Society of Urological Pathology; ISUP의 5단계 그룹으로 나누는 방법을 도입했는데, 1그룹은 재발이 거의 없지만 5그룹은 5년 후 재발이 75%에까지 이른다고 보고되었습니다.

전립선암의 의심스러운 결과

때때로 전립선조직검사 결과 암으로 보이지는 않지만 아주 정상적으로도 보이지 않는, 의심스러운 세포들이 보고되기도 합니다. 이는 전립선암 전 단계의 소견으로 전립선상피내종양Prostate Intraepithelial Neoplasm; PIN과 비전형적작은꽈리증식증Atypical Small Acinar Proliferation; ASAP이 있습니다.

전립선상피내종양

저등급 전립선상피내종양은 전립선암과의 연관성이 명확하지 않으며 대개 별 문제가 되지 않습니다. 고등급 전립선상피내종양은 전립선암처럼 치료할 필요는 없지만 전립선암이 전립선의 어딘가에 존재할 수 있는 가능성이 있고, 여러 부위에서 고등급 전립선상피내종양이 발견되면 3~6개월 후에 다시 조직검사를 받도록 권고하고 있습니다.

비전형적작은꽈리증식증

세포 이형성의 일종으로 현미경으로 볼 때 그들은 암세포처럼 보이기는 하지만 암이라고 확진하기에는 근거가 부족한 것이 특징입니다. 비전형적작은꽈리증식증이 발견되면, 반복적인 조직검사를 통해 50% 정도에서 전립선암이 발견되기 때문에 3~6개월 후에 다시 조직검사를 받도록 권고하고 있습니다.

3 전립선암의 병기 결정

전립선암으로 진단된 다음에는 적절한 치료 방법을 선택하고 예후

표 12-1 전립선의 TNM 병기

- T
  - T1 잠복암
    - T1a 절제된 조직의 5% 이하로 우연히 발견된 종양
    - T1b 절제된 조직의 5% 이상으로 우연히 발견된 종양
    - T1c 조직검사에서 발견된 암(PSA 상승)
  - T2 전립선 안에 국한된 촉지되는 종양
    - T2a 한쪽 전립선엽의 1/2 이하를 차지하는 종양
    - T2b 한쪽 전립선엽의 1/2 이상을 차지하는 종양
    - T2c 양쪽 전립선엽을 차지하는 종양
  - T3 전립선피막을 넘은 종양
    - T3a 피막 밖으로 침윤한 경우
    - T3b 정낭을 침윤한 경우
  - T4 고착되어 있거나 인접 장기를 침윤한 경우

- N
  - N0 림프절전이 없음
  - N1 인접 림프절전이

- M
  - M0 원격전이 없음
  - M1 원격전이

TX	원발종양이 검사되지 않은 경우		
T0	원발종양의 증거가 없는 경우		
T1	촉지되지 않고 영상 조영에서 보이지 않는 종양		
T1a	촉지되지 않고 영상 조영에서 보이지 않는 종양	절제된 조직의 5% 이하로 우연히 발견된 종양	
T1b		절제된 조직의 5% 이상으로 우연히 발견된 종양	
T1c		조직검사에서 발견된 암 (PSA 상승)	
T2	전립선 안에 국한된 촉지되는 종양		
T2a	전립선 안에 국한된 촉지되는 종양	한쪽 전립선엽의 1/2 이하를 차지하는 종양	
T2b		한쪽 전립선엽의 1/2 이상을 차지하는 종양	
T2c		양쪽 전립선엽을 차지하는 종양	
T3	전립선피막을 넘은 종양		
T3a	전립선피막을 넘은 종양	피막 밖으로 침윤한 경우	
T3b		정낭을 침윤한 경우	
T4	고정되어 있거나 정낭 이외의 주위 조직을 침윤한 경우(외요도, 조임근, 직장, 방광, 항문 거근, 골반 측벽)		

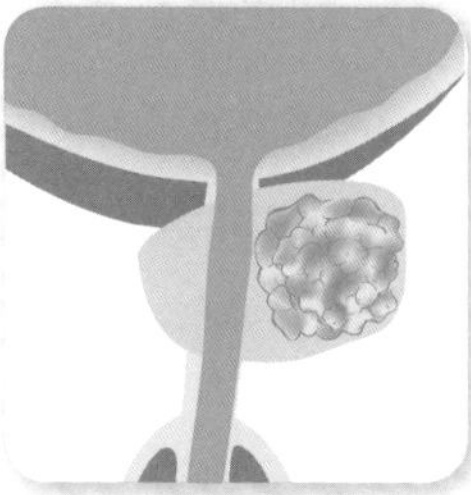

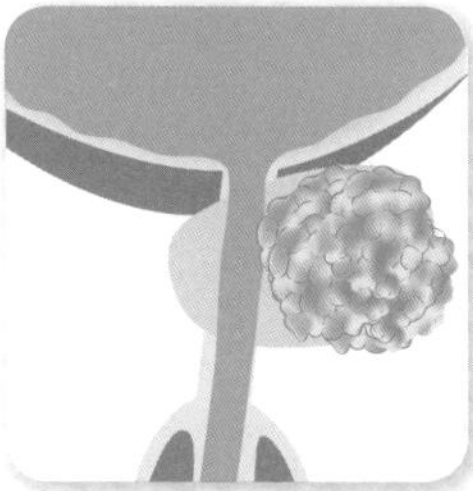

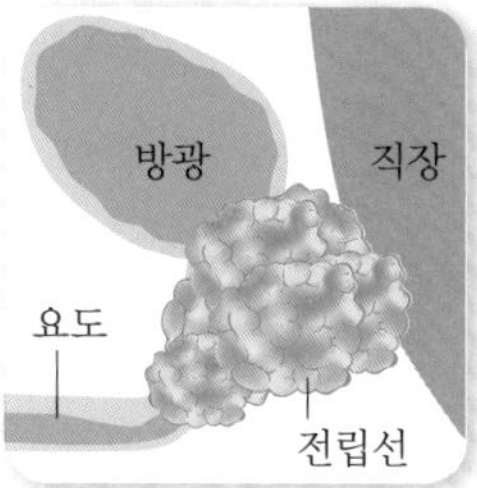

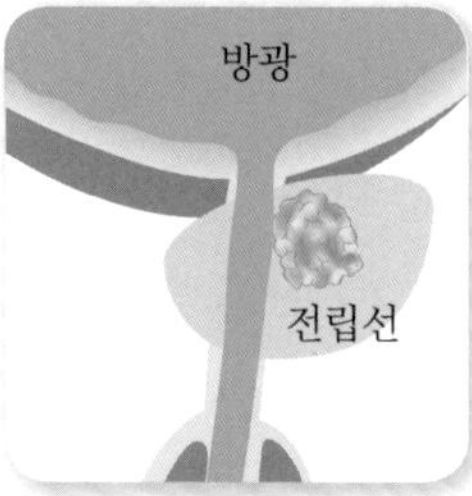

그림 12-5 전립선암의 병기 분류법: T병기

를 알기 위해서 영상검사를 시행하여 어느 정도 진행되었는지를 나타내는 병기를 결정하게 됩니다. 병기로는 TNM 병기가 가장 많이 사용되는데, T는 암이 침범한 정도를, N은 림프절에 암이 침범한 정도를, M은 원격전이 여부를 나타냅니다(표 12-1)(그림 12-5).

병기를 결정하기 위해 주로 시행하는 검사는 전립선자기공명영상, 복부골반컴퓨터단층촬영, 뼈스캔Bone Scan을 시행하고 있습니다. 국내에서는 아직 사용이 제한적이지만 68Ga-PSMA(Prostate Specific Membrane Antigen) PET/CT(Positron Emission Tomography/Computed Tomography)를 이용하여 전립선암의 전이, 특히 림프절전이를 아주 정확하게 진단하여 치료에 적용하고 있습니다.

자기공명영상

전립선자기공명영상은 전립선암이 전립선 안 어디에 위치하고 있는지, 어느 정도 범위인지, 그리고 전립선피막이나 정낭을 침범했는지 확인하는 데 중요한 검사입니다. 추가적으로 영상에 포함된 골반부의 림프절전이 여부나 뼈전이 여부도 확인할 수 있습니다. 최근에는 전립선조직검사 결과 암이 발견되지 않았음에도 전립선특이항원 수치가 계속 상승되어 있는 환자의 경우 혹은 아직 조직검사를 시행하지 않았지만 전립선특이항원이 증가되어 있어 전립

원격전이
암이 주위 조직이 아닌 멀리 떨어진 장기로 전이되는 것으로, 이때 암세포는 혈관이나 림프관을 따라 이동합니다.

선암이 의심되는 환자에서 다인자자기공명영상Multiparametric MRI 을 시행하여 전립선 내의 암이 의심되는 병소를 확인한 후 이에 대해 표적생검을 하여 전립선암의 진단율을 높이기도 합니다.

복부골반컴퓨터단층촬영

복부골반컴퓨터단층촬영은 다른 장기로의 전이와 림프절전이 여부 판단에 유용하며 뼈전이도 확인이 가능합니다. 또한 흉부CT도 함께 시행하여 폐의 전이를 정확히 판단할 수 있습니다.

뼈스캔

전립선암은 뼈로 전이되는 경우가 많으므로 뼈전이 여부를 판단하기 위해서 뼈스캔을 시행합니다. 뼈스캔은 일반적인 방사선촬영보다 더 민감도가 높은 검사 방법으로 방사성동위원소를 주사한 후 전신촬영을 하면 이상 부위에 방사성동위원소가 더 많이 흡수되어 정상 부위보다 더 진하게 나타납니다. 뼈스캔은 전립선암의 뼈전이를 진단하는 데 가장 좋은 방법이지만 관절염이나 다른 뼈 질환으로 감별이 어려운 경우 단순 엑스레이 촬영, CT, 전신뼈 MRI 등의 다른 영상검사를 참고하거나 경우에 따라서는 3~6개월 후에 뼈스캔을 다시 시행하여 진행 여부를 확인하기도 합니다.

양전자방출단층촬영

현재 우리나라에서 시행되고 있는 FDG-PET/CT는 방사성동위원소가 소변을 통해 배설되고, 방광 내에 축적되어 진단과 해석에 어려움을 주기 때문에 전립선암의 병기 결정이나 전이를 확인하는 데는 한계가 있습니다. 최근 일부에서 시행되기 시작한 68Ga-PSMA PET/CT는 기존의 전립선자기공명영상, 뼈스캔, 컴퓨터단층촬영에서는 발견되지 않은 전이 병소, 특히 뼈나 림프절 전이를 조기에 발견하고 치료를 결정하는 데 있어 우수한 검사 방법으로 알려져 있습니다. 그러나 아직 우리나라에서는 보험 급여를 받지 못하고, 사용 허가도 제한적인 실정입니다.

CHAPTER 13

전립선암의 치료

전립선암은 한국 남성에서 폐암, 위암에 이어 세 번째로 많은 암(2020년 기준)이나, 갑상선암을 제외하고 가장 높은 생존율을 보이는 암입니다. 전이가 된 전립선암인 경우에도 적절한 치료를 받으면 수년 동안 생존할 수 있는 예후가 양호한 암으로 알려져 있습니다.

전립선암의 치료 방법으로는 능동적 감시 혹은 대기관찰요법, 개복, 복강경, 로봇을 이용한 근치전립선절제술, 방사선치료, 국소치료, 호르몬치료, 항암제를 이용한 화학요법 등을 단독 혹은 병합하여 시행하게 됩니다.

하지만 어떤 치료를 선택할지는 주로 전립선특이항원 수치, 전립선조직검사 소견 및 임상적 병기에 의해 결정되지만, 나이, 동반된 질환, 치료에 따른 부작용 등도 함께 고려합니다. 따라서 전립선암을 치료할 때 가장 중요한 것은 우선 환자의 상태를 정확히 파악한 후, 각각의 치료법의 효과 및 부작용에 대해 환자와 의사가 충분히 상의하여 각 개인에 맞는 최선의 치료 방법을 결정하는 것입니다.

1 국소 전립선암의 치료

국소 전립선암은 전립선암이 전립선 안에만 존재하는 경우로 전립선특이항원Prostate Specific Antigen; PSA을 이용한 선별검사를 통해 조기발견율이 높아져 진단되는 경우가 많아지고 있습니다. 전립선암을 치료할 때 고려해야 할 점은 종양의 병기와 분화도, 환자의 연령, 가족력, 건강 상태입니다. 또한 치료 방법을 선택할 때에는 환자의 성기능과 요실금 등과 같이 삶의 질에 영향을 미칠 수 있는 사항들을 고려해야 합니다.

대기관찰요법과 능동적 감시

전립선암은 병기가 낮고 분화도가 좋은 경우 다른 암에 비해 암의 진행 속도가 빠르지 않으므로 전이나 임상증상이 나타나기 전까지 치료를 하지 않는 대기관찰요법을 시행하기도 합니다. 이 치료는 기대 여명이 10년 미만인 환자의 경우 단기적으로 아주 좋은 삶의 질을 유지할 수 있습니다. 하지만 분화도가 나쁘거나 병기가 높은 환자에서는 병이 빠르게 진행될 가능성이 높으므로 적절한 치료법이 될 수 없습니다.

반면 능동적 감시는 기대 여명이 10년 이상인 환자에서 병기가 낮으면서 분화도가 좋고, 전립선특이항원 수치가 낮은 국소 전립선암일 때 주기적으로 직장수지검사, 전립선특이항원검사, 전립선 조직검사 및 전립선MRI 등을 통해 암의 진행이 확인될 때까지 수술이나 방사선치료와 같은 근치적 치료를 지연하는 것입니다. 치료로 인한 부작용 및 삶의 질 저하를 되도록 늦추기 위함이지만, 아직까지는 정확한 진료 지침이 확립되어 있지 않은 실정으로 선택된 일부 환자들에게만 시도되고 있습니다.

근치전립선절제술

근치전립선절제술은 개복, 복강경, 혹은 로봇을 이용하여 전립선과 정낭을 제거하고 방광과 요도를 연결하는 수술 방법입니다.

시술 대상

근치전립선절제술의 목적은 국소 전립선암의 완치에 있으므로 이수술은 10년 이상 생존이 예상되는 환자에서 시행하지만, 전립선암이 전립선피막 혹은 정낭을 침범했거나 골반림프절에 미세전이가 있는 경우에도 근치전립선절제술을 시행한 후 다른 치료와 함께 병합하기도 합니다.

개복수술

개복 근치전립선절제술에는 치골 후부를 통하는 방법(A)과 항문 주위의 회음부를 통하는 방법(B)이 있습니다(그림 13-1, 13-2).

치골 후 근치전립선절제술은 배꼽 아래 하복부 정중앙 피부를 절개함으로써 전립선절제술과 동시에 골반림프절절제술도 함께 시행할 수 있다는 장점이 있지만 음경등쪽정맥을 박리해서 묶어야

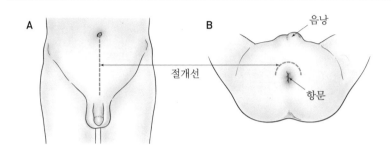

그림 13-1 치골 후(A) 및 회음부(B) 근치전립선절제술의 피부 절개선

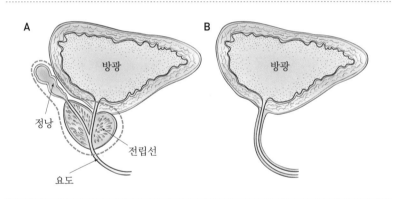

그림 13-2 개복 근치전립선절제술 어떤 접근 방법을 통하든 근치전립선절제술은 전립선과 정낭을 모두 제거하고 남은 요도와 방광을 다시 연결해 주게 됩니다. **A.** 수술 전 제거해야 할 전립선과 정낭. **B.** 전립선과 정낭 제거 후 방광과 요도를 연결한 모습

하므로 심한 출혈이 있을 수 있기 때문에 수혈해야 하는 경우가 많습니다. 하지만 로봇수술이 대중화됨에 따라 이전의 복부 수술로 인한 유착이 심한 경우나 심폐기능이 심하게 저하되어 있는 환자인 경우를 제외하고는 대부분의 병원에서는 로봇수술로 대체하고 있습니다.

근치회음부전립선절제술은 복부 절개를 하지 않고 항문과 음낭 사이의 회음부를 절개하여 수술하는 방법입니다. 음경등쪽정맥을 묶지 않고도 전립선을 절제할 수 있으므로 출혈이 거의 없어 전립선 절제 후 방광경부와 요도를 연결할 때 시야가 좋지만 직장이 손상될 위험이 있고 골반림프절절제술을 따로 시행해야 한다는 단점이 있습니다.

복강경수술

복강경 근치전립선절제술은 배 속에 이산화탄소라는 가스를 넣어 공간을 확보한 후 복부에 부채꼴 모양으로 5군데 이상에서 5~12mm 길이로 피부를 절개하여 트로카라는 기구를 넣고 이를 통해 카메라 및 복강경기구를 삽입하여 수술하는 방법입니다(그림 13-3). 기존의 개복수술에 비해 피부 절개 부위가 작아 수술 후 통증이 적고 미용적으로도 우수합니다. 수술 방법은 개복수술과 유사하게 시행하는데 가스의 압력에 의한 지혈 효과로 수술 중 출혈량이 적습니다.

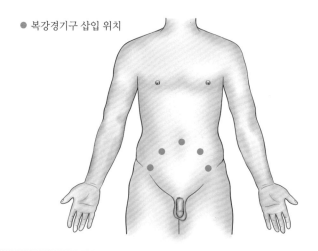

● 복강경기구 삽입 위치

그림 13-3 복강경수술의 피부 절개 복강경수술은 복부에 부채꼴 모양으로 5군데 이상에서 5~12mm 길이로 피부를 절개하여 수술합니다.

QR코드를 찍어 보세요.

로봇수술

복강경을 이용한 로봇수술은 로봇팔과 연결된 복강경기구가 트로카를 통해 체내에 들어가고 시술자는 콘솔이라는 원격조정기계를 이용해 로봇팔을 조작해 수술을 시행합니다(그림 13-4). 수술 시야는 3차원 입체영상으로 10배 이상 확대되므로 보다 정밀한 수술이 가능하며, 특히 로봇팔은 손가락처럼 자유롭게 움직일 수 있어 정교한 움직임이 가능합니다.

부작용

근치전립선절제술의 합병증으로는 출혈, 직장 손상, 요관 손상, 심

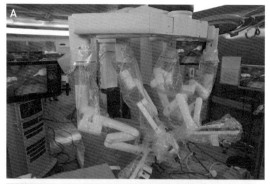

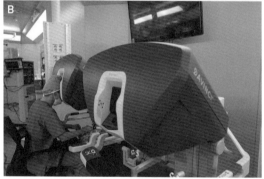

그림 13-4 로봇수술 로봇수술 시스템은 환자가 누워 있는 수술대에 위치하여 직접 수술을 시행하는 로봇팔(A)과 시술자가 이 로봇팔을 조정하는 장비인 콘솔(B)로 이루어져 있습니다.

부정맥 혈전증, 폐색전증, 골반림프종, 수술 부위 감염, 요로감염 등이 있으며, 후기 합병증으로 요실금과 발기부전이 발생할 수 있습니다.

　수술 후 초기에는 대부분 소변을 완벽하게 조절하지 못해 걷거나 복압이 상승될 때 소변이 새는 요실금증상이 발생하므로 환자는 패드를 착용하게 됩니다. 수술 후 3개월 동안은 어느 정도 요실금이 있으며, 6개월에서 1년 이내에 대부분 소변 조절 능력이 개선됩니다. 그러나 1년 넘게 약물치료를 해도 요실금이 지속되면 수술적 치료를 해야 합니다.

또한 수술 술기가 발전함에 따라 발기에 관여하는 신경을 어느 정도 보존할 수 있게 되었지만 상당수의 환자에서 발기부전이 발생합니다. 또한 발기능력이 보존되더라도 전립선과 정낭이 제거되어 정액이 생산될 수 없고, 정관이 막혀 정자가 나올 수 없기 때문에 사정과 임신은 불가능해집니다.

예후

전립선 내에만 전립선암이 국한된 경우에는 근치전립선절제술을 받으면 10년간 전립선암이 재발하지 않고 생존할 수 있는 확률이 70~85%입니다. 그러나 수술 후 조직검사 결과 병기나 분화도가 높아진 경우 혹은 전립선특이항원 수치가 증가한다면 방사선 또는 호르몬치료 등의 추가 치료를 고려해야 합니다.

방사선치료

시술 대상

방사선치료는 근치전립선절제술처럼 종양이 전립선 내에 국한된 국소 전립선암 환자에서 수술을 대신할 수 있는 근치적 치료법 중 하나입니다. 전립선암 환자는 대개 고령이고, 심혈관계 및 폐 질환 등의 합병증을 가진 경우가 흔하므로 마취 또는 수술 관련 부작용

의 위험성이 없는 방사선치료는 동반 질환이 많은 환자들이나 수술
을 원하지 않는 환자들에게 중요한 치료법이 될 수 있습니다. 하지
만 방사선 단독으로는 치료 성적이 좋지 않아 암이 진행된 경우에
는 호르몬치료와 병합해야 합니다.

방사선치료의 종류

방사선치료는 크게 신체 외부에서 방사선을 전립선 부위로 조사하
는 체외방사선치료법과 방사선을 발생시키는 동위원소를 전립선
내에 삽입하여 전립선암을 치료하는 근접치료로 나눌 수 있습니다.

체외방사선치료법
• **3차원 방사선치료**Conformal RT

컴퓨터를 이용해 3차원 기술을 도입하여 직장이나 방광을 거의
손상하지 않고 전립선 부위에만 방사선 조사량을 높여 치료 효과를
향상시키는 방법이지만 현재는 세기조절 방사선치료로 대치되고
있습니다.

• **세기조절 방사선치료**Intensity-Modulated Radiation Therapy; IMRT

세기조절 방사선치료는 3차원 방사선치료에서 더욱 발전된 방
사선치료법으로 가장 많이 시행되고 있습니다(그림 13-5). 치료 목적
에 최적화된 방사선 분포를 위하여 각각의 방사선 조사 영역을 서
로 다른 세기로 방사선을 전달하도록 치료 계획을 정교하게 설계할
수 있으며, 거의 완벽하게 주변 조직을 보호하고 종양만을 치료할

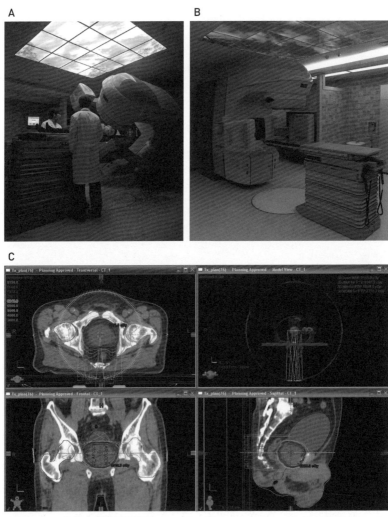

그림 13-5 세기조절 방사선치료IMRT A. 환자 치료 모습. B. 방사선치료기. C. 전립선방사선 조사 계획

수 있습니다.

• **양성자치료**

양성자를 이용한 입자방사선치료로 기존의 방사선치료와 비교하면 주변 조직의 손상을 줄이면서 효과적으로 암 부위에 조사할 수 있는 장점이 있으나 보험 급여를 받지 못해 비싸다는 단점이 있습니다.

• **사이버나이프**

사이버나이프는 마치 레이저광선처럼 선형가속기를 이용하여 방사선을 쬐는 방식인데, 여러 방향에서 방사선을 조사해 정상 조직에 방사선이 투과되는 것을 최소화할 수 있고 짧은 시간 내에 치료가 가능하다는 장점이 있지만 양성자치료와 마찬가지로 보험 급여를 받지 못해 비싸다는 단점이 있습니다.

근접치료

근접치료는 방사선을 내는 동위원소를 종양 내에 임시 혹은 영구적으로 직접 삽입하는 방식입니다. 장점은 방사선이 주변 조직에 미치는 영향을 최소화해서 외부 방사선치료로는 거의 불가능한 매우 높은 방사선량을 종양에 집중적으로 쬘 수 있다는 것입니다(그림 13-6). 일반적으로 근접치료는 조기 전립선암에 효과적이지만 고위험군이나 종양이 큰 전립선암일 경우에는 치료 효과가 떨어지고 부작용도 더 많습니다.

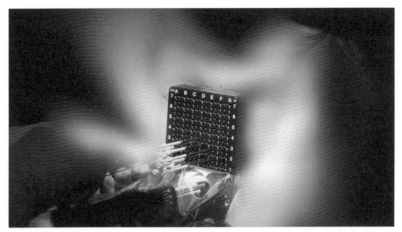

그림 13-6 근접치료

합병증

방사선치료의 비뇨기계 합병증으로는 방광염, 혈뇨, 요도협착, 방광 용적 감소, 요실금 등이 있을 수 있고, 위장관계 합병증으로는 만성 설사, 직장염, 항문협착, 직장출혈, 직장궤양 등이 있을 수 있습니다. 또한 방사선치료 후에도 발기부전은 50~60%에서 발생하는데, 이는 방사선에 의해 음경 발기조직인 해면체가 섬유화되고 혈관이 손상되어 발생하며 서서히 진행되는 것이 특징입니다.

예후

방사선치료 후 전립선특이항원 수치는 서서히 감소하며 최저치까지 도달하는 데는 약 6개월 이상이 걸리는데 얼마까지 떨어지느냐는 예후와 밀접한 관련이 있습니다. 국소 전립선암 환자에서 수술

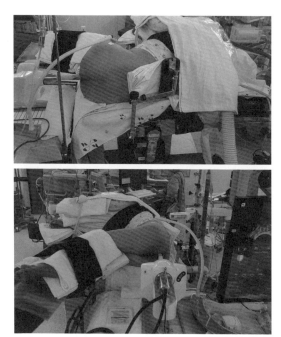

그림 13-7 고강도집속형 초음파치료

과 방사선치료를 할 경우 치료 효과를 객관적으로 비교하기는 매우 어렵지만 장기간 추적관찰했던 여러 연구를 종합해 보면, 방사선 치료를 받은 환자들 중 19~46%에서만 15년 후까지 암이 재발하지 않았고 근치전립선절제술을 받은 환자들의 경우에는 40~75%에서 15년 후에도 암이 재발하지 않았습니다.

국소치료

국소치료는 경직장초음파로 전립선을 관찰하면서 회음부 피부를 통해 냉동에 필요한 여러 개의 바늘을 전립선 내에 삽입한 후 전립선조직을 얼려서 암세포를 파괴하는 냉동치료와, 고강도집속형 초음파치료High Intensity Focused Ultrasound; HIFU로 고강도 집중 초음파를 이용해 전립선의 치료 부위를 80~100℃까지 가열하는 열치료가 있습니다(그림13-7). 수술이나 방사선치료보다는 효과적이지 못하나, 비교적 덜 침습적이므로 고령의 환자나 다른 질환 때문에 수술을 받지 못하는 환자들에게 시행할 수 있으며 합병증으로는 요실금, 직장루, 직장 손상, 요도협착 등이 발생될 수 있습니다.

2 국소적으로 진행한 전립선암의 치료

국소적으로 진행한 전립선암이란 암세포가 전립선 바깥으로 진행되어 전립선피막, 정낭, 방광경부, 직장 등으로 퍼졌으나 뼈, 폐, 간 등 다른 장기로는 퍼지지 않고 단지 전립선 주위에만 국한된 경우를 말합니다. 이런 경우 수술이나 방사선치료, 호르몬치료 중 어느 방법도 단독으로 시행해서는 좋은 치료 결과를 얻기 어렵기 때문에 여러 치료 방법들을 적절하게 병합해야 합니다.

직장루
직장과 요도 또는 방광 사이에 구멍이 생기는 현상으로, 대변으로 인한 요도염이나 방광염이 생길 수 있습니다.

3 전이 전립선암의 치료

전이 전립선암이란 암이 전립선을 벗어나 림프절, 뼈, 폐 등으로 전이되어 완치될 수 없는 암으로 진행된 경우를 말합니다. 전이 전립선암의 치료로는 남성호르몬을 박탈하는 호르몬치료가 대표적입니다. 남성호르몬은 전립선 암세포의 성장을 촉진하므로 남성호르몬의 생성을 차단하거나 기능을 억제하면 암세포가 죽거나 성장이 억제되므로 남성호르몬을 차단해 전립선암의 진행을 막거나 속도를 늦추는 것입니다.

호르몬치료는 환자 중 약 80~90%가 반응을 보여 임상적으로 호전되게 됩니다. 그러나 장기간 치료를 받게 되면 결국에는 호르몬치료에 반응하지 않는 거세저항성 전립선암으로 진행되고, 평균 1~2년 정도가 지나면 사망하는 것으로 보고되고 있습니다. 따라서 거세저항성 전립선암으로 진행되면 다른 이차 호르몬치료 및 항암제를 이용한 화학요법이 필요하게 됩니다.

호르몬치료의 종류
고환절제술
고환절제술은 양측 고환을 모두 제거하는 외과적 거세 방법으로, 가장 빠르게 남성호르몬을 최저치로 감소시킬 수 있다는 장점이 있지만, 현재는 약물을 이용한 화학적 거세 방법을 실시하고 있습니다.

황체화호르몬 촉진제

황체화호르몬 촉진제는 계속적으로 투여할 경우 뇌하수체 황체화
호르몬의 수용체가 변형되어 황체화호르몬 분비를 억제하게 되고,
황체화호르몬 분비가 감소하면 결국 남성호르몬의 생성도 억제되
므로 투여한 지 2주 이내에 외과적 거세 수준까지 남성호르몬이 감
소합니다.

투여 초기 1~2주 사이에는 뇌하수체 황체화호르몬 분비가 증가
해 남성호르몬도 증가하므로 전립선암의 증상들이 악화될 수 있는
데, 이를 확산현상이라고 합니다. 종양이 커서 척수압박, 요관폐색
의 위험이 있거나 암으로 인한 증상이 심한 환자들에게 황체화호르
몬 촉진제를 투여할 때는 확산현상의 예방 치료를 위해 항남성호르
몬제를 같이 투여하는 것이 좋습니다.

황체화호르몬 촉진제에는 트립토렐린, 고세렐린, 류프로라이드
등이 있는데 피하주사 또는 근육주사로 짧게는 매달 또는 3, 6개월
에 한 번씩 투여합니다. 부작용으로 고환절제술과 마찬가지로 성
욕 감퇴, 발기부전 등이 발생할 수 있습니다.

황체화호르몬 길항제

새로운 형태의 남성호르몬 박탈요법 제제로 황체화호르몬 촉진제

황체화호르몬
뇌하수체에서 분비되는 호르몬으로, 고환을 자극하여 남성호르몬을 생성하게 합
니다.

와는 달리 빠르고 직접적으로 남성호르몬의 분비를 억제하고, 초기 확산현상이 없으며 항남성호르몬제와 함께 투여하지 않아도 된다는 장점이 있습니다. 약물로는 데가렐릭스가 있습니다. 단점으로는 주사 부위의 부작용이 흔하게 나타나고 1개월마다 주사를 맞아야 됩니다. 곧 출시 예정인 렐루골릭스는 경구약제로 주사제의 불편함을 피할 수 있어 큰 기대를 하고 있습니다.

항남성호르몬제

항남성호르몬제는 남성호르몬이나 디하이드로테스토스테론이 남성호르몬 수용체에 결합하는 것을 방해해 결과적으로 남성호르몬의 작용을 억제하는 경구약제입니다. 스테로이드성인 사이프로테론과 비스테로이드성인 비칼루타마이드가 있습니다.

완전차단치료와 간헐적 호르몬치료

남성호르몬의 대부분은 고환에서 생성되지만 부신이란 장기에서도 남성호르몬이 분비되기 때문에 고환과 부신에서 생성되는 모든 남성호르몬을 차단해야만 남성호르몬을 완전히 차단할 수 있습니다. 따라서 남성호르몬 완전차단치료는 황체화호르몬 촉진제 등과 항남성호르몬제를 같이 투여하는 것인데, 연구 결과 단독 치료보다 치료 효과가 더 우수한지는 아직 불분명합니다.

간헐적 호르몬치료는 호르몬치료를 시행하다 일정 기간 동안 치료를 중단하는 방법으로, 호르몬치료에 반응하는 전체적인 기간을 늘려서 전립선암이 호르몬 불응 상태로 진행되는 것을 억제하거나 늦출 목적으로 시행합니다. 치료 중단기에는 성기능이 회복되고 안정감이 생겨 삶의 질이 향상될 수 있습니다. 또한 종양의 남성호르몬 의존 상태를 연장시킬 가능성이 있으며 치료비를 절감할 수 있고 약물의 부작용도 줄일 수 있으나, 아직 효과가 완전히 검증되지 않았습니다.

호르몬치료 시기

호르몬치료만 단독으로 시행할 경우 전립선암의 진단과 동시에 조기에 시작하는 것이 전이증상이 나타날 때까지 기다렸다가 하는 것보다 생존율을 더 높일 수 있고, 요관폐색, 하부요로폐색, 골절 등의 합병증도 더 낮출 수 있는 것으로 알려져 있습니다. 여러 연구에서 조기치료가 암 진행 속도를 늦추고 무증상의 기간을 늘려 삶의 질을 높인다고 보고하지만, 증상이 없는 환자의 호르몬치료 시기를 어떻게 결정해야 하는지에 대해서는 정확하게 알려진 바가 없습니다.

근치전립선절제술 이전에 호르몬치료는 추천하지 않습니다. 전이가 없을 경우 호르몬치료를 해야 하는 경우가 있습니다. 방사선치료를 하는 경우 치료 2개월 전부터 위험도에 따라 중간위험 전립선암 환자는 6개월, 고위험도 이상의 전립선암 환자는 2~3년간 호르몬치료를 지속할 것을 권고하고 있습니다. 만약 수술 이후 림프절 양성인 환자 혹은 생화학적 재발이 있는 경우, 술후 방사선치료를 시행하는 경우에는 6개월에서 2년 정도의 호르몬치료를 필요로 합니다.

항남성호르몬 중단 증후군

호르몬치료를 오랫동안 받은 환자에게서 전립선특이항원 수치가 증가하여 거세저항성 전립선암으로 진행된 것으로 의심될 때에는 항남성호르몬치료를 일단 중단하게 됩니다. 이럴 경우 오히려 전립선특이항원 수치가 감소하고 일부에서는 뼈전이나 다른 부위로 전이된 전립선암이 완전 혹은 부분적으로 감소하기도 하는데 이런 현상을 항남성호르몬 중단 증후군이라고 합니다. 연구 결과 15~30% 정도의 환자가 평균 4개월 정도의 반응을 보이는 것으로 보고되어 있으므로, 남성호르몬 완전차단치료 중 전립선특이항원 수치가 증가할 경우 항남성호르몬제 투여를 중단하고 다음 단계의 치료를 결정하기 전에 일정 기간 전립선특이항원을 측정하면서 지켜보는 것이 중요합니다.

이차항남성호르몬제

다른 이차항남성호르몬제로 변경하는 경우 연구에 따라 차이가 있지만 35.8%의 환자에서 6개월 정도 이상까지 전립선특이항원 수치가 감소하는 경우가 있습니다. 그러므로 남성호르몬 완전차단치료 이후에 항남성호르몬제 투여를 중단 후 전립선특이항원 수치가 증가할 경우에는 바로 부작용이 심각한 항암치료를 시작하는 것보다는 이차항남성호르몬제로 변경 이후 반응을 보는 것이 중요합니다.

거세저항성 전립선암의 치료

전립선암 환자가 호르몬치료를 계속 받으면 결국에는 호르몬에 반응하지 않는 전립선암세포만 살아남아 거세저항성 전립선암으로 진행합니다. 일단 거세저항성 전립선암으로 진행되면 과거에는 생존 기간이 평균 1~2년에 불과하고 어떤 치료로도 생존율을 높이지 못하게 되어 이때부터는 통증을 완화하여 삶의 질을 높이는 것이 치료의 목적이었습니다. 하지만 최근에는 도세탁셀 항암제를 이용한 화학요법 및 남성호르몬 수용체 표적 치료제인 엔잘루타미드와 아비라테론의 개발로 생존 기간이 좀 더 늘어났고, 계속 여러 약제들이 개발되고 있습니다.

거세저항성 전립선암은 비록 호르몬 불응성이기는 하지만 남성호르몬에 노출되면 더 심하게 진행될 수 있기 때문에 남성호르몬을 거세 수준까지로 계속 유지해야 하므로 호르몬치료를 계속해야 합니다.

화학요법을 받지 않은 경우

도세탁셀 항암화학요법을 받지 않은 전이 거세저항성 전립선암 환자에서 엔잘루타미드를 복용했을 때 위약군에 비해 2.2개월의 생존 효과가 있었고, 17개월까지 화학요법의 시행을 늦출 수 있었습니다. 또한 아비라테론 역시 위약에 비해 4.4개월의 생존 연장 효과가 있습니다. 두 약제 모두 화학요법 이전에 선별급여로 사용할 수 있습니다.

항암제를 이용한 화학요법

화학요법을 받은 환자의 약 30~60%에서 전립선특이항원 수치가 감소하게 되지만 약물의 부작용은 호르몬치료에 비해 심한 편입니다. 현재는 탁솔계 항암제인 도세탁셀을 기본으로 하는 병용치료가 전립선암의 생존율을 높인다는 결과가 보고되어 많이 쓰이고 있고, 도세탁셀 이후 진행하는 전이 거세저항성 전립선암 환자에게는 카바지탁셀이 사용되고 있습니다.

항암약물치료 이후 약제

아비라테론은 위약과 비교하여 7개월 정도의 평균 생존율 증가를 보였고, 엔잘루타미드 또한 위약과 비교하여 5.3개월 정도의 평균 생존율 증가를 나타냈습니다. 현재 도세탁셀 이후 급여 약제로 사용할 수 있습니다.

방사선치료

통증이 있는 뼈전이나 병적골절, 또는 이로 인한 신경계 합병증이 있을 때 환자의 약 80%에서는 방사선치료를 하면 효과를 볼 수 있습니다.

통증 치료와 삶의 질 향상

전립선암은 주로 뼈로 전이되어 통증이나 골절 같은 합병증을 많이 일으키게 됩니다. 뼈 통증을 완화하고 골절을 예방하기 위해 3~4주 간격으로 뼈대사를 억제하는 졸레드로닉산Zoledronic Acid이라는 약물을 주사하면 뼈전이 때문에 생기는 합병증을 줄일 수 있습니다. 하지만 졸레드로닉산 사용 후 하악골 골괴사 발생의 위험성이 증가할 수 있다는 가능성 때문에 약물 투여 전 치아와 구강 상태를 확인하고 침습적인 치아와 구강의 치료는 약물치료 전 시행할 것을 권유합니다. 또한 신기능 저하와 같은 부작용에 유의해야 합니다.

현재는 데노수맙Denosumab이 뼈전이 합병증을 지연시키거나 예방하기 위해 사용되는 데 한 달마다 주사를 맞고, 졸레드로닉산과 마찬가지로 부작용에 대한 평가를 해야 합니다. 이 밖에 진통제, 항우울제, 스테로이드제, 항구토제 등을 필요에 따라 투여하기도 하며, 정신과적 도움을 받게 해 삶의 질을 높이는 것도 중요합니다.

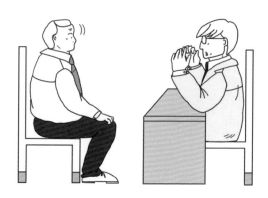

CHAPTER 14

전립선암의 조기발견과 예방

현대인의 질병은 여러 가지 환경요인이나 생활습관과 관련이 있기 때문에 병이 발생하기 전에 위험인자를 미리 찾아내어 예방하고, 정기적으로 건강검진을 받아 병을 조기에 발견하는 것이 건강을 유지하는 최선의 방법입니다.

전립선암은 초기에는 증상이 없어, 증상이 나타난 경우라면 진행되거나 전이가 있을 가능성을 시사합니다. 전립선암은 전립선조직검사를 통해 확진해야 하지만 전립선특이항원 수치, 직장수지검사나 경직장초음파검사 등으로 조기에 발견할 수 있습니다.

전립선암의 발병은 유전과 서구화된 식생활에서 비롯된다고 추정하고 있고, 그 외에도 연령, 인종에 따라 발생률에 차이가 있을 수 있지만 근본적으로 이를 예방하는 방법은 아직까지 거의 없습니다. 다만 과일, 채소, 도정하지 않은 곡물, 콩 등으로 짜인 채식 위주의 식생활이 전립선암의 발병을 늦추거나 억제할 뿐만 아니라, 이미 존재하는 암의 성장 속도를 감소시켜 우리 몸이 암세포를 이겨 내는 데 도움을 준다고 알려져 있습니다.

1 조기발견

전립선암을 의심할 수 있는 경우는 전립선특이항원Prostate Specific Antigen; PSA의 증가, 직장수지검사나 경직장초음파검사에서의 이상소견 등이며, 확진은 전립선조직검사를 통해 이루어집니다. 직장수지검사는 전립선암의 조기발견을 위해 전립선특이항원검사와 함께 반드시 시행해야 하는 검사입니다. 직장수지검사에서 전립선암은 비교적 명확한 경계를 갖는 딱딱한 결절로 만져지나, 암이 아닌 경우에도 만져지므로 전립선특이항원 수치를 고려하여 전립선조직검사를 시행해야 합니다.

전립선암을 조기에 발견하기 위해 선별검사를 어떻게 실시해야 하는지에 대한 지침은 우리나라에서는 연구된 바가 거의 없습니다. 반면 미국에서는 전립선암이 남성암 중 1위를 차지하기 때문에 이에 대한 관심이 높아 전립선암 관련 연구가 매우 많은 편입니다. 2018년 미국 비뇨기과학회의 전립선암 조기발견 권고안은 조기발견을 통한 과도한 진단과 치료의 득실을 고려할 때 전립선특이항원검사를 55~69세의 남성들은 2년 또는 그 이상마다 하도록 권고하고 있습니다.

또한 미국 종합암네트워크National Comprehensive Cancer Network; NCCN의 전립선암 조기발견을 위한 권고안에서는 45세 이상부터 전립선특이항원검사를 권고하며, 전립선특이항원 수치가 정상보다 높거나 직장수지검사에서 결절이 만져지는 경우 전립선MRI 혹은 전립선조직검사를 하도록 권고하고 있습니다. 그러나 우리나라와 미국은 전립선암의 발생률, 유병률, 발병연령, 전립선암의 생물학적 특징 등이 다르므로 이를 일률적으로 적용하기에는 무리가 있습니다.

따라서 우리나라 사람을 대상으로 한 연구를 통해 우리나라 실정에 맞는 전립선암 조기검진 권고안의 개발이 필요합니다. 이에 따라 대한비뇨의학회에서는 전립선암 검진을 국가 암 검진사업에 추가하기 위한 노력을 계속 진행하고 있습니다. 하지만 아직은 국내 전립선암의 발생률이 높지 않은 것으로 판단되어 전립선특이항원을 이용한 전 국민 대상 전립선암 선별검사는 경제적 측면에서 효율이 떨어진다고 하여 시행되고 있지 않습니다. 그러나 우리나라도 기대수명이 높아지고 고령화 사회가 진행됨에 따라 전립선암의 유병률과 사망률은 계속 증가할 것으로 예상되며 조기진단을 위한 적극적인 노력이 필요합니다.

2 예방

식이요법은 암의 발병을 늦추거나 억제하며, 이미 존재하는 암의 성장 속도를 감소시켜 우리 몸이 암세포와 싸우는 데 도움을 줄 수 있습니다. 따라서 항암 효과를 가진 영양소나 성분을 분리하여 약제를 개발하려는 노력이 이어지고 있습니다. 하지만 이에 대한 연

구는 매우 복잡하고 어려운 실정입니다. 그 이유는 매일 다양한 영
양소가 포함된 음식을 섭취하고 있어 어떤 영양소가 항암 효과가
있는지 불분명하고, 실험에서 입증된다 할지라도 모든 사람에서
같은 결과가 나오는 것은 아니기 때문입니다.

　또한 수십 년에 걸쳐 진행되는 발암 과정에서 식사는 꾸준히 암
발생에 영향을 미칠 수 있으나, 이미 암에 걸렸거나 식사가 암의 진

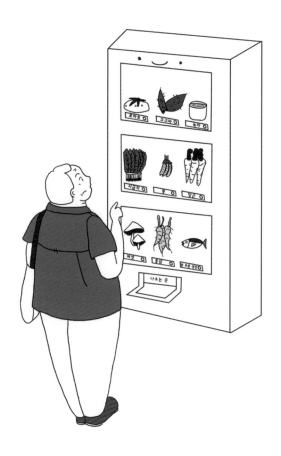

행에 큰 영향을 주지 못하는 상황에서 식사습관을 바꾸는 것은 오히려 건강 불균형을 초래할 수 있고, 삶의 질을 떨어뜨릴 수도 있습니다. 대중의 습관과 문화에 대한 개입은 정확한 과학적 근거에 의해 이루어져야 하고 그 부작용을 최소화해야 합니다.

미국암학회에서는 전립선암 예방을 위해 식물류를 다양하게 섭취할 수 있는 건강식단을 권장하고 있습니다. 붉은 살 육류는 지방 함량이 높으므로 섭취량을 줄이고 채소나 과일은 1주일에 5회 이상 섭취할 것을 권고하고 있으며, 빵이나 시리얼, 곡물류, 쌀, 면류, 콩 등을 먹기를 추천하고 있습니다. 이런 식이습관은 전립선암 이외의 암이나 질환을 예방하는 데에도 좋습니다.

전립선암에 효과가 있다고 알려진 식품과 영양소
녹차

차의 주요 기능성 성분은 폴리페놀성 화합물인 카테킨인데 녹차에는 약 10~18% 가량 함유되어 있고, 이것은 찻잎을 발효해서 만드는 우롱차나 홍차에 비해 더 높은 함량입니다. 카테킨은 녹차의 쓴쓸하고 떫은 맛을 내는 성분으로 항산화 효과가 탁월하고 항암 효과, 항균 효과, 심장병 발생 억제 효능이 있는 것으로 밝혀져 있습니다.

녹차의 항암 효과가 주목 받기 시작한 것은 1978년부터인데, 일

항산화 효과
세포를 손상시키는 활성산소와 미리 반응을 해서 활성산소를 소멸시키는 작용

본 시즈오카현의 암 사망률이 일본 전국 평균에 비해 현저히 낮게 나타나자 그 원인을 조사한 결과, 그 지역 내에서도 특히 녹차 생산지의 위암 사망률이 다른 지역의 5분의 1 정도로 매우 낮다는 사실이 밝혀졌습니다. 중국의 연구에서도 남성들이 녹차를 매일 마시면 전립선암에 걸릴 위험을 3분의 2나 줄일 수 있으며, 녹차를 마시는 양이 많을수록, 그리고 녹차를 마신 기간이 길수록 발병위험이 크게 감소하는 것으로 나타났습니다. 하지만 녹차에 얼마나 많은 항전립선암 물질이 들어 있는지는 확실하지 않으며, 녹차를 많이 마시는 사람들에게서 실제로 전립선암의 발병률이 감소하는지에 대해서도 아직까지 명확하게 규명되지 않았습니다. 녹차는 이미 수천 년간 사람들이 마셔 왔다는 사실만으로도 안전성을 증명할 수 있으나 사람에 따라 알레르기 반응을 보일 수 있으며 카페인이 많이 들어 있기 때문에 과하게 섭취하면 건강에 해로울 수도 있습니다.

라이코펜

라이코펜은 토마토 등 붉은색 채소·과일의 색소 성분으로 항산화·항암 작용이 있다고 알려져 있습니다. 미국인은 라이코펜의 약 80%를 토마토와 토마토 가공식품을 통해 섭취한다고 합니다. 라이코펜은 항산화 비타민으로 알려진 베타카로틴(체내에서 비타민 A로 전환되므로 프로비타민 A라고 부르기도 합니다), 눈을 좋아지게 하는 루테인과 함께 카로티노이드 삼총사로 유명합니다. 토마토에 가장 많이 함유되어 있지만 딸기, 수박, 자몽, 살구 등에도 상당량 들어 있습니다. 라이코펜은 유전자의 손상을 막아 주어 전립선암의 위험을 낮춰 주는 항산화제 중 하나로 전립선암 치료에 유용할 수 있습니다. 6년 동안 매주 10컵 이상 토마토 주스를 마신 사람은 그렇지 않은 사람에 비해 전립선암에 걸릴 위험이 45%나 낮은 것으로 나타났다고 보고되었으나 실제로 라이코펜의 전립선암 예방 효과를 규명하기 위해서는 더 많은 연구가 이루어져야 합니다. 하지만 쥐를 대상으로 한 연구에서는 라이코펜이 전립선암의 발생을 줄여 주는 효과가 없는 것으로 판명되기도 했습니다. 하지만 긍정적인 사실은 항생제를 포함한 다른 물질과 달리 라이코펜은 전립선에 직접 도달할 수 있으며, 이론적으로는 항암 작용이 가능한 성분이라는 점입니다. 보통의 경우 토마토를 많이 섭취한다고 해서 건강에 유해하지는 않을 것입니다.

비타민류와 무기질류

암을 예방할 수 있다고 알려진 비타민이나 무기질로는 베타카로틴beta carotene, 비타민 E, 셀레늄selenium, 아연, 조효소 큐10co-enzyme Q10 등이 있습니다.

베타카로틴

베타카로틴은 항산화 작용을 통해 세포 손상을 일으킬 수 있는 활성산소로부터 세포를 보호하는 작용을 하며, 음식물 내의 베타카로틴은 자연살상세포natural killer cell를 비롯한 면역계의 여러 세포를 활성화해서 항암 효과를 나타냅니다. 베타카로틴은 과일과 채소의 색깔을 내는 천연색소 역할을 하며, 체내에서 비타민 A로 전환되고, 과일이나 당근, 고구마, 시금치 등 채소류에 많이 함유되어 있습니다.

비타민 E

비타민 E는 흔히 토코페롤이라고 불리는데, 정상 세포와 적혈구를 만드는 데 중요한 역할을 하며 식물성 기름, 곡물, 녹색 잎채소 등에 많습니다. 미국 국립암연구소가 55세 이상의 전립선암 발병위험이 높은 남성 3만 명을 대상으로 임상실험을 한 결과, 전립선암 예방에 탁월한 효능이 있었다고 보고했습니다. 하지만 비타민 E가 전립선암의 위험을 증가시킬 수 있다는 연구도 있어 이에 대한 추가적인 연구가 필요한 실정입니다.

셀레늄

셀레늄은 사람과 동물에 필수적인 무기질 영양물질입니다. 전 세계의 토양에 분포되어 있고 동물의 간, 육류, 생선, 곡류, 달걀 등에 많으며, 과거에는 암 발생과 증식을 방지할 수 있는 영양소로 각광을 받았습니다. 하지만 셀레늄의 장기 투여가 전립선암의 발생을 줄이지 못한다는 결과가 최근 보고되고 있고, 오히려 당뇨병과 고등급 전립선암과 연관이 있다는 연구 결과가 보고되었습니다.

자연살상세포
우리 몸에 있는 면역체계의 한 종류로서 우리 몸의 세포와 이물질을 구분하여 이물질을 제거하는 세포

아연

아연은 굴, 간, 고단백 식품, 곡물 시리얼 등에 많이 함유되어 있으며, 에너지 생성 등 여러 가지 대사 과정에 관여하는 생화학적 효소라고 불리는 성분입니다. 아연은 우리 몸의 장기 중 유달리 전립선에 많이 분포되어 있는데, 전립선염을 막는 데 매우 중요한 역할을 하는 것으로 알려져 있습니다. 실제로 만성전립선염과 전립선암 환자는 정상인에 비해 전립선 내의 아연이 많이 감소한다고 합니다. 그러나 식품보조제 형태로 복용하는 아연은 전립선 질환에 유의한 효과가 없다는 연구 결과도 있습니다.

조효소 큐10

신체 내에서 일어나는 많은 화학반응을 조절하는 효소이며 신체 내에서 합성되기도 하고, 다양한 음식물로도 섭취가 가능합니다. 조효소 큐10은 고등어, 연어, 정어리, 쇠고기, 콩, 땅콩, 시금치 등에 풍부하게 포함되어 있습니다. 유방암 및 전립선암 환자에게 조효소 큐10과 비타민, 무기질을 투여한 후 사망률이 낮아졌으며, 유방암 환자에서도 림프절전이가 적었다는 연구 보고가 있습니다. 이같은 소규모 연구에서 조효소가 항암 작용을 하는 것으로 확인되었으나, 아직은 근거가 충분하지 않기에 더 많은 연구가 필요합니다.

콩 및 콩 가공식품

콩 또는 콩 가공식품은 전립선암의 발생을 낮춰 주는 식품으로 알려져 있습니다. 이는 콩 섭취량이 많은 아시아인들의 전립선암 발생률이 서양인들에 비해 낮은 이유가 콩의 주성분인 이소플라본 isoflavone과 대사물의 혈중 농도가 높기 때문으로 생각합니다. 아시아 남성을 대상으로 한 연구에서 콩 식품 섭취량이 많은 군은 전립선암 위험성이 48% 낮았으나 서양인들에서 시행한 연구에서는 별다른 차이를 보이지 않았습니다. 몇몇의 메타분석과 역학조사 결과에 의하면 콩 섭취가 많은 나라의 경우 전립선암 위험성이 감소하고 사망률도 낮게 나왔는데, 전립선암 위험도 감소는 두유나 미소(일본 된장), 낫토(일본 전통의 발효식품)와 같은 음식은 확연한 차이를 보이지 못했고 두부가 의미 있는 효과를 보였습니다. 반면에 최근 보고된 연구에서는 이소플라본의 섭취가 전립선암 발생의 위험성을 낮추지 못한다는 결과도 있어 다양한 변수들의 영향 또한 함께 고려해야 할 문제로 생각됩니다.

오메가3 지방산

오메가3 지방산은 불포화지방산의 일종으로 항산화·항암 작용을 해 전립선암을 예방하는 효과가 있다고 알려져 있습니다. 생선기름, 플랑크톤, 해산물, 콩기름, 모유 등에 많이 포함된 오메가3 지방산이 염증 작용을 억제해서 전립선암의 발생위험과 진행을 감소시킨다는 연구 결과가 있습니다. 그러나 전립선암과 오메가3 지방

이소플라본
대두에 많이 들어 있는 콩단백질 중 하나로, 여성호르몬 중 하나인 에스트로겐과 구조가 유사합니다.

산이 관련성이 없다는 보고도 있어서 앞으로 더 많은 연구가 필요합니다.

버섯류

과거부터 일부 버섯은 항암 효과가 있는 것으로 생각되었고, 이 중 알려진 버섯 종류로는 잎새버섯, 덕다리버섯, 표고버섯 등이 있습니다.

잎새버섯은 다이어트와 고혈압·당뇨 치료 등에 효과가 있다고 알려져 있으며, 항암 효과 또한 일반 버섯보다 뛰어나 일본에서 인기를 얻고 있는데 이 때문에 우리나라에서도 국립산림과학원 등에서 많은 연구가 진행되었습니다. 면역체계를 자극해서 종양이 퍼지는 것을 막는 작용이 있다고는 하나 사람에서는 아직 입증된 바가 없어 미국과 일본에서 유방암과 전립선암에 대한 효과를 입증하기 위해 임상실험 중에 있습니다.

덕다리버섯은 영지버섯이라고 널리 알려진 약용식물로, 암에 좋다고 알려진 베타D글루칸과 레타난을 함유하여 민간 항암요법에서 많이 쓰이고 있습니다. 일본에서 실시된 동물실험 결과, 암세포에 대한 파괴력 및 면역력이 있다고 하지만 이에 대한 임상적인 증거는 거의 없으며 소아에게서 용혈성 빈혈을 일으킨다는 보고도 있어서 사용 시 주의해야 합니다.

용혈성 빈혈
적혈구가 혈액순환 중에 파괴됨으로써 발생하는 빈혈

표고버섯은 현재 식품으로 많이 먹고 있지만 인류가 처음 먹었을 때에는 약용식물이었습니다. 캘리포니아대학교에서 전립선암과 표고버섯의 관계에 대해 연구 중인데 동물실험 결과는 희망적이지만 사람에게도 같은 효과가 있는지에 대해서는 좀 더 연구가 필요합니다.

홍삼

홍삼은 고혈압이나 동맥경화 예방 효과와 성기능이나 생식 효과에 간접적으로 도움을 준다고 합니다. 또한 실험연구를 통해 항염증 작용 및 항암 작용이 있고, 주위 유해환경에 대한 방어능력을 증진시켜 생체가 더 쉽게 적응하도록 돕는 능력이 있음이 입증되었습니다.

홍삼은 피로 회복, 두뇌 활동 촉진, 칼슘 보강, 다이어트 등 다양한 기능을 가진 한국 건강식품의 대명사이나 암을 예방하거나 항암 작용을 하는지에 대해서는 더 연구가 필요합니다.

그 밖에 전립선암에 좋다고 알려진 식품과 생활습관

흔히 항암 효과가 있다고 알려진 식품으로는 마늘이 있습니다. 미국 국립암연구소와 중국 상하이암연구소는 마늘, 양파, 부추 같은 파 종류를 하루 9g 이상 먹는 사람은 이보다 적게 먹는 사람에 비해 전립선암 위험이 50% 낮았다고 보고했습니다.

그 밖에 육류 섭취에 대해서는 많은 연구들이 전립선암 발생과 연관됨을 보고하고 있고, 특히 포화지방의 과도한 섭취가 전립선암 발생의 위험도를 높인다는 연구 결과들이 있습니다. 따라서 암을 예방하는 가장 좋은 길은 과일과 채소를 많이 먹고 육류를 적게 먹어 섭취 열량을 줄이고 규칙적인 운동을 하는 것입니다.

운동과 전립선암의 관련성을 연구한 결과들에서는 꾸준한 운동이 전립선암의 위험성을 낮춘다고 보고하고 있습니다.

흡연은 발암의 대표적 위험인자로 많이 연구되어 왔는데, 전립선암의 경우 흡연이 위험인자라는 국내 연구 결과가 있으나 기타 연구에서는 흡연이 전립선암의 위험인자가 아니라는 결과도 있어 더 많은 연구가 필요합니다.

또한 음주량이 전립선암의 발생과 연관이 있다고 알려져 있는데 대규모 메타 분석에서도 비례한다는 결과가 보고되었습니다.

전립선암에 효과가 있다고 알려진 약물

전립선암의 발생 과정에는 유전적인 특성, 식이, 환경인자, 고령화와 남성호르몬의 영향 등 다양하고 복잡한 원인들이 있습니다. 또한 발암과정에서 임상적으로 의미 있는 전립선암까지 진행하는 데 긴 시간이 소요되므로 예방을 통해 치료에 드는 비용을 줄일 수도 있습니다. 지금까지 전립선암의 예방을 위해 약제를 투여하는 화학예방에 대한 연구들이 진행되었고, 다음과 같은 약제들이 있습니다.

화학예방
암 발생 위험인자를 갖고 있는 사람들에게 약제를 투여해서 암 발생을 억제하거나 지연시키는 것

피나스테리드

피나스테리드는 전립선비대증에 흔히 사용되는 약물로, 남성호르몬이 좀 더 강력한 형태로 변화되는 것을 차단해서 전립선 조직의 성장을 억제하거나 전립선비대증을 감소시키는 작용을 합니다.

피나스테리드의 전립선암 예방 효과를 관찰하기 위해 7년에 걸쳐 실시한 전 세계적인 대규모 연구 결과, 피나스테리드를 투여하지 않은 사람들에 비해 투여한 사람들에게서 전립선암의 발생률이 약 25%가량 낮았다고 합니다. 그러나 피나스테리드를 투여받은 사람들에서 고등급 전립선암의 발생위험은 더 높은 것으로 나타나서 피나스테리드를 전립선암 발생을 예방하기 위한 목적으로 사용할지에 대해서는 신중히 고려해야 합니다.

두타스테리드

두타스테리드는 2006년 출시된 약물로, 피나스테리드와 비슷한 작용을 하므로 전립선암에 대한 예방 효과가 있을 것으로 추정하고 있습니다. 2011년 4년간에 걸쳐 시행한 대규모 연구 결과가 발표되었는데, 두타스테리드를 투여하면 그렇지 않은 경우에 비해 전립선암의 발생률이 22.8% 감소하지만 피나스테리드와 유사하게 고등급 전립선암의 발생위험은 더 높다고 했습니다. 그러므로 전립선암을 예방하기 위한 피나스테리드, 두타스테리드와 같은 5알파환원효소억제제의 사용은 아직도 논란이 되고 있습니다.

스타틴계

지질대사이상 환자에서 혈중 콜레스테롤 수치를 감소시키는 스타
틴계 약물이 암의 위험도를 감소킨다는 사실이 제시되고 있고, 전
립선암에 대해서도 연구가 이루어지고 있습니다. 최근 연구들에
의하면 전체 전립선암의 위험도, 특히 임상적으로 중요한 고등급·
진행성 전립선암의 위험도를 감소시킨다는 증거가 제시되고 있습
니다. 그러나 최근 국내 환자를 대상으로 시행한 연구에서는 스타
틴 사용이 전립선암의 발생과 연관이 없다는 보고도 있어 이런 소
견을 확증하고 뒷받침할 만한 생물학적 기전을 확인할 수 있는 많
은 연구들이 필요합니다.

SECTION Ⅴ

보완대체의학

CHAPTER 15

전립선 질환의 보완대체의학

미국 국립보건원은 보완대체의학을 '다양한 범위의 치료 철학, 접근 방식, 치료법들을 포괄하는 것으로 일반적으로 의학교육에 없고 병원에서 치료에 사용하지 않거나, 의료보험이 적용되지 않는 치료나 진료' 라고 정의하고 있습니다. 우리나라에서는 서양의학과 한의학을 제외한 모든 치료를 보완대체의학이라 생각하고 있습니다.

보완대체의학 이용에 대해 조사한 대규모 연구는 없지만 세계보건기구WHO에서는 질병의 치료와 예방을 위해 보완대체의학에 의존하는 환자들의 수가 증가하고 있다고 보고하고 있습니다.

1 전립선 질환과 보완대체의학의 현실

전립선 질환 환자의 4명 중 1명은 하나 이상의 보완대체의학을 사용한다는 보고가 있는데, 이처럼 보완대체의학이 많이 사용되는 이유는 전립선 질환이 고령에서 주로 발생하고 증상이 진행하는 데 시간이 걸리기 때문이라고 생각됩니다. 하지만 환자는 본인이 사용하는 보완대체의학이 기존의 치료와 크게 관련이 없다고 생각하기 때문에 의사에게는 말하지 않는 경우가 많습니다.

최근 미디어와 인터넷을 이용한 의료정보 교환 및 제품의 구매가 용이해진 까닭에 보완대체의학의 수요는 더욱 증가할 것으로 예상됩니다. 하지만 보완대체의학은 대부분 약물 간 상호작용이 명확히 밝혀지지 않았고, 아직까지 장기적인 부작용에 대한 연구가 부족하여 안정성에 대한 더욱 많은 연구들이 필요한 실정입니다.

전립선 질환에 사용되는 보완대체의학에 해당하는 것으로는 식이요법, 식물 추출물 요법, 생활습관 교정 등이 있습니다. 특히 전립선비대증에는 식물 추출물을 이용한 생약요법이 많이 알려져 있는데, 현재까지 약물 작용기전이 과학적으로 명확히 밝혀지지 않았지만 일부 증상을 완화시켜 환자들에게 만족감을 주기도 하는 것으로 보고되고 있습니다.

2 식물 추출물

오랜 역사를 가진 식물 추출물은 예전부터 전립선비대증 치료에 사용되었고, 1990년대부터 프랑스와 독일 등 유럽에서 광범위하게 사용되기 시작했습니다. 현재 독일에서는 전립선비대증 치료에 합성약물보다는 생약요법을 더 선호한다고 하며, 실제로 개선 효과도 보이는 것으로 보고되고 있습니다. 이들 성분의 작용기전으로는 항염증 효과, 5알파환원효소 억제, 성장인자 억제 및 항에스트로겐 효과가 있는 것으로 알려져 있는데 현재 시판 중인 식물 추출물은 다음과 같은 것들이 있습니다.

톱야자나무 열매 추출물(소팔메토)

일반적으로 50대에서 50%, 60대에서 60%, 70대에서 70%가 전립선비대증이 있다고 알려져 있을 만큼 남성에게는 흔한 질환이 바로 전립선비대증입니다. 전립선염 또한 전체 남성의 절반가량에서 평생 한 번 정도는 경험할 정도로 흔하다고 알려져 있습니다. 그렇다 보니 전립선 질환이 약물치료로 만족할 만한 증상 개선이 보이지 않을 경우에는 광고를 접하면서 건강제품들에 관심을 가지는 일이 많은데 그중 가장 많이 알려진 것이 소팔메토saw palmetto 입니다.

소팔메토는 아열대 기후에서 자라는 톱야자나무의 열매 추출물로, 주성분은 '로르산'입니다. 미국 해안에서 재배되어 세계 각국으로 수출되고 있으며, 미국 인디언들은 이미 오래전부터 비뇨생식기 건강을 위해 소팔메토를 섭취해 왔습니다. 유럽뿐 아니라 많은 국가에서 발표된 연구들에 따르면 소팔메토에는 식물성 콜레스테롤과 다양한 지방산은 물론, 에피테킨과 메틸갈레이트라고 불리는 항산화제도 함유되어 있습니다. 명확한 인과관계 및 효과가 과학적으로 입증되지는 않았으나 일부 제품에서는 성기능에 효과를 보일 수 있다는 마카추출분말이 부원료로 포함된 것도 있습니다.

1998년 미국에서 3,000명 정도의 전립선비대증 환자들을 대상으로 소팔메토 복용군과 위약군 사이의 배뇨증상 개선 여부를 비교한 연구에서, 통계학적으로 유의하게 소팔메토 복용군에서 배뇨증상 개선에 도움이 된다는 결과가 보고되어 이로 인해 소팔메토가 많은 인기를 끌게 되었습니다. 우리나라에서는 2007년 식약처에서 소팔메토가 처음으로 "전립선 건강에 도움을 줄 수 있다"는 기능성을 인정받아 제품으로 출시되었습니다. 그러나 2015년도 한 뉴스 매체에서 대한배뇨장애요실금학회를 중심으로 개별 인정형 건강기능식품인 소팔메토가 전립선비대증에 큰 효과가 없다고 주장한 것을 보도했고, 2017년 방영된 한 건강 정보 프로그램에서도 소팔메토 복용에 따른 전립선비대증의 진단 지연과 그로 인한 건강 악화 가능성에 대해 경고한 바가 있습니다.

2019년도에 발표된 중국 최초의 대규모 전향적 임상연구에서는 기존의 전립선비대증 치료제인 5알파환원효소억제제 및 알파차단제와 소팔메토를 비교했고, 배뇨증상과 삶의 질 개선에 대한 영향 및 성기능에 대한 유효성을 평가했습니다. 소팔메토를 투여한 군

에서 배뇨증상 및 삶의 질에 대한 개선은 보였으나 가장 빈번한 부
작용으로 위장장애가 있었고 성기능은 변화가 없었습니다. 그러나
이 연구는 중증 이하의 전립선비대증 환자만을 대상으로 했다는 점
에서 중증 전립선비대증 환자에 대한 보완 연구가 필요하다고 할
수 있습니다. 또 다른 연구에서는 알파차단제를 단독으로 복용한
군보다 알파차단제와 소팔메토를 병합 복용한 군에서 하부요로증
상이 통계적으로 의미 있게 개선되었다고 합니다.

현재까지 발표된 총 27개의 연구들을 통합하여 메타 분석을 한
결과, 소팔메토의 단독 사용은 아직까지 기존의 약제들에 비해 효
과를 보이지 않는 것으로 나타났습니다. 따라서 병원에 내원하여
약물치료를 받지 않고 자의에 따라 임의로 소팔메토만 복용한 경우
에는 전립선비대증의 악화로 인한 배뇨근기능부전이나 신기능 저
하 등의 여러 합병증을 증가시킬 가능성도 있습니다.

또한 전립선비대증의 약물치료에 사용되는 5알파환원효소억
제제는 남성호르몬인 테스토스테론이 디하이드로테스토스테론으
로 전환되는 것을 막아, 모낭에서 디하이드로테스토스테론의 흡수
를 감소시켜 탈모에 직접적인 영향을 줍니다. 일부 연구에서는 소
팔메토가 5알파환원효소억제제와 같은 기능을 한다고 알려져 있지
만, 이에 대한 대규모 무작위 임상연구와 장기간의 추적관찰이 없
는 실정입니다.

아프리카산 자두 추출물

나무껍질에서 추출한 아프리카산 자두 추출물은 보통 단독으로 사용하지 않고 톱야자나무 열매 추출물과 혼합하거나 다른 약제를 추가하여 판매되고 있으며, 정확한 기전은 알려져 있지 않습니다. 한 연구에서 하루 100mg의 아프리카산 자두 추출물을 2개월 동안 투여했을 때 위약군에 비해 국제 전립선 증상점수가 40% 감소하는 등 증상이 호전되었다고 보고되었습니다. 그러나 그 후 임상 연구 결과가 더 이상 보고되지 않았기 때문에 아직까지는 효과를 단정지을 수 없습니다.

호박씨오일 추출물

불포화지방산 및 피토스테롤 등 다양한 생약 성분이 포함된 호박씨오일 추출물의 효과에 대한 연구에서 3개월 동안 섭취했을 때 30% 정도에서 국제 전립선 증상점수가 호전되었고, 삶의 질이 개선되었으며 야간뇨증상이 개선되는 등의 효과가 있는 것으로 나타났습니다. 하지만 대규모의 장기간 추적관찰 결과는 없어 이에 대한 추가적인 연구가 필요한 상황입니다.

호밀 꽃가루 추출물

국내에 가장 먼저 소개된 전립선 질환의 치료용 생약제제는 호밀 꽃가루 추출물입니다. 항염증반응과 알파차단제 효과가 있어 전립선비대증뿐 아니라 만성전립선염 환자에게도 널리 사용되고 있습니다. 이 추출물의 작용기전은 방광의 배뇨근 활성화, 전립선요도 저항 감소, 5알파환원효소 억제, 전립선의 남성호르몬 대사 증가 등입니다. 임상실험에서는 하부요로증상 개선 효과가 있고 부작용이 적다고 보고되었지만, 객관적인 지표인 최고요속은 차이를 보이지 않았고, 장기 연구 결과가 없어 확실한 효과 및 기전을 입증하기는 힘든 상태입니다.

3 전립선 건강에 좋은 식품

인터넷이나 여러 미디어를 통해 전립선 건강에 좋다고 알려진 식품들은 토마토, 마늘, 브로콜리와 같은 녹색 잎채소, 브라질너트와 같은 견과류 등으로 다양합니다.

아연의 경우 식품은 아니지만 전립선 내의 아연 농도가 다른 장기에 비해 높기 때문에 전립선 건강에 중요한 역할을 한다고 알려져 아연을 포함한 약품이 인기가 많습니다. 하지만 연구에 따르면 정상 전립선 조직은 만성전립선염 혹은 전립선비대증 조직의 상태와 비교했을 때 전립선 내 아연 농도에 차이가 없다고 합니다. 또한 아연 성분이 질 좋은 정액 생산에 도움을 주고 임신 성공률에 긍정적인 효과를 나타낸다는 광고가 있으나, 최근 연구에 따르면 불임 치료에 효과가 없을 뿐 아니라 정자의 운동성, 형태, 개수 등에 있어서 대조군에 비해 더 나은 결과가 없다고 합니다.

전립선 건강과 관련해 좋다고 알려진 대표적인 식품 10가지에 대해 알아보겠습니다.

검정콩

검정콩에는 안토시아닌과 이소플라본 성분이 풍부하여 전립선 건강에 좋고 전립선암 예방에도 도움이 된다고 알려져 있습니다. 국내 연구진의 발표에 따르면 검정콩에서 추출한 안토시아닌 성분이 전립선 크기를 감소시킬 뿐 아니라 비대증 발생을 억제한다고 보고했습니다.

또한 두부의 중요한 성분인 제니스테인은 에스트로겐수용체에 친화력이 높은 활동성 에스트로겐인데, 전립선비대증 조직의 성장을 감소시킨다는 사실이 밝혀졌습니다. 이에 따라 현재 유럽에서는 전립선 건강을 유지하기 위해 충분한 양의 제니스테인이 함유된 콩으로 만든 과자가 판매되고 있을 정도입니다. 여러 연구들에서도 전립선비대증을 치료하고 예방하는 데 콩의 역할이 중요하다고 추정하고 있는데, 아직까지 확실한 기전이 밝혀지지 않아 앞으로 이에 대한 연구가 더 필요합니다.

베리

블루베리, 블랙베리, 딸기, 라즈베리는 항산화제가 풍부하고 안토시아닌이 다량 함유되어 있어 전립선염의 예방에 도움이 된다고 합니다.

녹색 잎채소

녹색 잎채소에 함유된 파이토케미컬인 설포라판이 전립선암의 발생을 감소시키는 역할을 한다고 합니다. 브로콜리, 케일, 양배추, 근대, 시금치 등의 녹색 잎채소는 전립선 건강을 위해 자주 섭취하는 것이 좋습니다.

체리

체리의 페릴릴알코올 성분은 전립선암 세포의 성장을 억제하고, 엘라그산은 전립선암 세포의 사멸을 촉진시켜 전립선암 예방에 좋다고 알려져 있습니다.

석류

석류에는 비타민 C와 미네랄, 푸니칼라진과 푸닉산 등 항산화 성분이 다량 함유되어 있어, 블루베리와 함께 전립선염 발생을 줄여 주고 전립선암을 예방하는 데도 도움이 된다고 알려져 있습니다. 미국암학회에서 발표한 연구에 따르면 전립선암 환자가 석류 주스를 240ml가량 꾸준히 섭취했더니 전립선암의 재발률이 감소하고 전립선특이항원 수치가 일정 수준까지 지속적으로 감소했다고 합니다.

토마토

토마토에는 라이코펜과 베타카로틴 성분이 풍부하게 함유되어 있습니다. 라이코펜은 항산화 물질로 토마토 세포벽에 존재하는데 전립선암의 억제와 예방에 도움을 주기도 하며 만성전립선염과 만성골반통증후군에서도 효과가 입증되었습니다. 그 이유는 체내에서 강한 항산화 효과로 세포 손상과 노화로 인한 변화에 대응하기 때문으로 생각됩니다. 전립선 질환은 나이가 들수록 발생률이 증가하는 질환이므로 노화 과정에서의 항산화 작용은 전립선을 건강하게 유지하는 데 반드시 필요합니다.

이러한 성분의 최적 효과를 얻기 위한 토마토 섭취 방법은 설탕을 넣어 먹는 조리법은 피하고 생토마토보다는 페이스트, 소스처럼 끓이거나 굽는 조리법으로 익혀서 섭취하는 것이 좋습니다. 올리브 오일을 사용해 요리하면 라이코펜의 체내 흡수를 더욱더 증강시킬 수 있다고 합니다.

견과류

견과류 가운데 브라질너트는 몸에 좋은 지방산과 아미노산은 물론 셀레늄, 비타민 E와 같은 항산화 성분이 다량 함유되어 있다고 합니다. 한때 건강 정보 프로그램 및 홈쇼핑 방송을 통해 크게 유행하기도 했습니다. 이 외 피스타치오도 전립선 건강에 좋다고 알려져 있습니다.

마늘

단군신화에도 나올 만큼 마늘은 그 효능이 매우 다양하고 훌륭한 식품으로 알려져 있습니다. 고대 이집트에서도 다양한 약재로 만들어졌다고 합니다. 특히 정확한 인과관계가 밝혀진 것은 아니지만 2000년대 초 중증급성호흡기증후군Severe Acute Respiratory Syndrome; SARS이 전 세계를 강타했을 때 한국인의 감염률이 유독 낮았던 것이 마늘 섭취 때문이라는 설이 있습니다. 마늘에 들어 있는 알라신은 성기능에 도움을 주고, 세포의 돌연변이를 억제하며 암의 크기를 감소시키는 것으로 알려져 있어 전립선암 예방에 도움을 준다고 합니다.

기름기 많은 생선

연어를 포함한 고등어, 정어리의 경우 오메가3 지방산이 풍부하여 전립선 건강에 도움이 된다고 합니다. 오메가3 지방산은 심혈관 질환 예방에도 탁월하지만 전립선암을 포함한 고형암에도 효능이 있다고 합니다. 기름기가 많은 생선들은 그렇지 않은 다른 생선에 비해 염증 발생 작용도 적다고 알려져 있는데 이는 하버드 대학 연구진이 발표한 논문에서도 입증되었습니다.

차

항산화 물질인 떫은 맛을 내는 카테킨이 풍부한 녹차는 전립선 건강에 도움이 된다고 알려져 있습니다. 연구에 따르면 하루에 7잔씩 녹차를 마신 남성의 경우 전립선암 발생률이 그렇지 않은 남성에 비해 낮았다고 합니다. 커피도 전립선암 예방에 효과가 있다는 주장이 있습니다. 커피에 설탕을 최소량으로 첨가해 하루 1~2잔만 섭취하면 효과를 볼 수 있다고 하지만 아직 신뢰할 만한 연구는 부족한 상태입니다. 특히 녹차와 커피는 카페인으로 인해 방광자극 증상을 유발할 수 있어 득과 실을 따지기에는 근거 자료가 많이 부족합니다.

4 전립선에 좋다고 알려진 성분

라이코펜

라이코펜은 5알파환원효소 및 IL-6 신호전달의 억제를 통해 전립선의 세포 성장을 조절하는 것으로 밝혀진 강력한 항산화 및 항염증 활성을 가진 카로티노이드 색소입니다. 붉은색 채소나 과일의 색소 성분으로 항산화·항암 작용이 있으며, 토마토에 가장 많이 함유되어 있지만 딸기, 수박, 자몽, 살구 등에도 상당량 들어 있습니다.

라이코펜은 IGF-1에 작용하고 세포괴사 및 틈새이음gap junction에 관여하는 코넥신connexin 합성에 관여하여 전립선암 예방에 효과를 보이는 것으로 생각됩니다. 대규모 무작위 임상시험을 통한 지속적 연구가 필요할 것으로 보입니다.

셀레늄

셀레늄은 글루타티온과산화효소glutathione peroxidase 활성을 도와 활성산소 공격으로부터 DNA와 세포 구성요소들을 보호하고 고용량에서는 발암물질에 대한 억제 효과를 가지고 있으며, 채소와 마늘에 많이 들어 있습니다. 전립선에도 긍정적인 효과를 보여 전립선에 대한 카드뮴의 성장 자극 효과를 예방하고 전립선암을 예방하며 항산화 효과가 있다고 알려져 있습니다.

매일 200ug의 셀레늄을 복용한 그룹에서 전립선암 발생률과 사망률이 50% 감소했다는 연구 결과와, 전립선과 고환에 많이 분포되어 체내 셀레늄 농도가 낮으면 전립선암의 위험이 5배가량 증가한다는 보고가 있습니다. 하지만 셀레늄의 장기 투여가 전립선암의 발생을 줄이지 못한다는 결과가 최근 보고되고 있고, 오히려 당뇨병과 고등급 전립선암과 연관이 있다는 연구 결과가 보고되었습니다.

비타민
비타민 E

비타민 E는 현재까지 알려진 가장 강력한 항산화제 중 하나로 악성화를 억제하며 면역력을 증가시킵니다. 비타민 E의 주요 성분인 알파토코페롤alpha-tocopherol이 활성도를 높여 강한 항산화 효과를 일으키므로 하루에 50mg을 복용할 경우 전립선암 발생률의 32%, 전립선암으로 인한 사망률의 41%를 줄일 수 있는 것으로 보고되었습니다. 비타민 E를 많이 섭취한 사람들은 전립선암의 발생 빈도가 낮다는 것을 근거로 들어 미국암협회는 전립선암 예방을 위해 비타민 E가 많이 든 양파, 고등어, 시금치 등을 많이 섭취하도록 권장하고 있습니다.

비타민 D

비타민 D는 동물실험에서 전립선암의 성장과 진행을 억제하는 것으로 알려져 있습니다. 비타민 D결핍증이 전립선암의 발생위험을 증가시킬 수 있다고 합니다. 자외선을 쐬면 체내에서 비타민 D가 합성되므로 자외선에 노출되는 정도와 전립선암 사망률이 반비례한다는 사실이 밝혀졌습니다. 최근에는 전립선 세포 내에 비타민 D수용체가 존재하여 비타민 D를 투여하면 전립선 세포의 성장이 억제된다는 보고도 있습니다.

아연

전립선 내 아연의 높은 농도 때문에 오랜 기간 많은 사람들이 아연이 전립선 건강에 중요한 역할을 한다고 생각해 왔습니다. 이는 감염을 억제하는 전립선 항균요소와 관련이 있습니다. 하지만 아연의 섭취가 전립선이나 전립선 분비액의 아연 농도를 높이지는 못하며, 전립선비대증이나 배뇨증상의 치료에서 아연의 효과에 대한 근거가 거의 없습니다. 하지만 이미 아연이 포함된 제품이 시중에 판매되어 전립선염이나 전립선비대증 환자에서 널리 사용되고 있습니다.

퀘르세틴

퀘르세틴Quercetin은 식물이 만들어 내는 파이토케미컬phytochemi-
cal의 일종으로 주로 사과, 포도, 감귤, 양파, 채소, 차에 함유되어
있는 폴리페놀성 바이오플라보노이드polyphenolic bioflavonoid입니
다. 항산화·항염증·항암 효과가 있는 것으로 알려져 있습니다. 동
물실험에서 전립선암 세포의 성장을 억제하고 세포의 사멸을 유도
하는 것으로 알려져 있지만 현재 실험실 연구 수준입니다. 만성전
립선염에서도 항염증 효과를 발휘해 증상이 현저히 호전되었다는
보고가 있습니다.

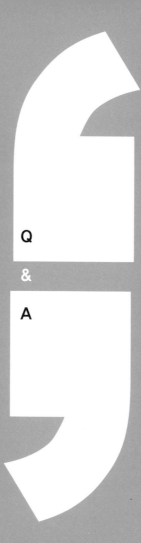

Q

&

A

전립선비대증 Q&A

Q1 전립선비대증이란 전립선이 큰 상태를 말하는 것 같은데
왜, 언제부터 커지나요?

A 대부분의 남성은 나이가 들면서 전립선의 크기가 커지게 되는
데 이것을 의학적으로 '전립선비대증'이라고 합니다. 전립선비대증
의 정확한 원인은 밝혀지지 않았으나 나이가 들면서 호르몬 및 신
경계 이상으로 발생하는 것으로 알려져 있습니다. 보통 40세 이후
에 발생하고 나이가 들면서 그 빈도가 증가하는 것으로 알려져 있
는데, 대략 40대 남성의 40%, 60대 남성의 60%, 80대 남성의 80%
정도에서 전립선비대증이 발생하나 증상이 똑같이 나타나는 것은
아닙니다. 40세 이하의 남성이 배뇨증상을 호소한다면 전립선비대
증보다는 다른 전립선 질환(예: 만성전립선염)이나 방광 쪽 질환을 의
심해야 합니다.

Q2 전립선비대증이 있는지 어떻게 알 수 있나요?

A 전립선이 커지면 요도를 압박하게 되므로 소변이 나오기 어렵
게 됩니다. 따라서 자주 화장실을 가게 되고 소변을 봐도 시원하지
않고, 야간 수면 중에 소변이 마려워 여러 번 일어나서 소변을 보기
때문에 수면 부족을 유발할 수 있으며, 심해지면 방광의 수축력이
감소됩니다. 그러나 이런 증상이 있다고 하더라도 전립선비대증이

아닐 수 있기 때문에 증상이 있는 경우 비뇨의학과 전문의를 찾아 검사를 통해 진단을 받아야 합니다.

Q3 전립선비대증을 치료하지 않으면 어떻게 되나요? 치료한다면 어떻게 하나요?

A 전립선비대증을 방치하면 소변 보기가 어려워지고, 심하면 소변이 마려운데도 소변을 보지 못하게 되어 도뇨관을 사용해야 하는 경우가 발생합니다. 방광기능이 소실되면 전립선비대증을 치료하더라도 소변을 보지 못할 수도 있습니다. 또한 심한 경우 신장기능이 손상되고 방광결석, 요로감염 등의 심각한 합병증이 발생할 수 있습니다.

전립선비대증의 치료 목표는 전립선 크기를 감소시켜 요도에 대한 압박을 완화시키는 것입니다. 전립선비대증의 치료 방법은 다양하기 때문에 환자의 상태(나이, 전립선과 방광 상태, 증상 정도 등)와 선호도에 따라 결정하게 됩니다. 치료 방법으로는 약물치료와 수술적 치료가 있습니다.

일반적으로 약물치료는 증상이 심하지 않거나 수술을 원하지 않을 때, 또는 수술하기에는 환자의 건강 상태가 좋지 않을 때 시행합니다. 반면, 수술적 치료는 약물치료에도 증상의 개선이 없거나 장기적 약물 복용을 원하지 않는 경우, 전립선비대증으로 인한 합병증이 발생할 때 고려합니다. 하지만 전립선비대증이 있다고 해서 반드시 치료가 필요한 것은 아니며 환자가 이로 인하여 얼마나 불편을 느끼며 고통을 받느냐가 우선적인 치료의 적응 기준이 됩니다.

Q4 전립선비대증의 약물 복용 시 치료 기간은 보통 얼마나
걸리나요?

A 전립선비대증은 나이가 들면서 점차 진행되는 병입니다. 따라서 계속 진행되는 신체적 상태이므로 완치보다는 지속적인 배뇨 상태의 관리가 필요한 질환입니다. 약물치료의 경우 당뇨병이나 고혈압처럼 지속적으로 관리를 받아야 합니다. 수술적 치료를 받은 경우에는 일반적으로 약물을 복용하지 않는 경우가 대부분이지만 수술 후에도 전립선은 시간이 지나면서 조금씩 커져 증상이 재발할 수 있습니다. 그러나 이는 장기간에 걸쳐 서서히 일어나는 현상입니다.

Q5 전립선비대증이 심하면 전립선암으로 바뀔 수 있나요?

A 그렇지 않습니다. 전립선비대증은 나이가 들면서 호르몬 및 신경계의 이상으로 발생하는 질병으로 전립선암과는 다른 질병입니다. 단순히 전립선이 크다고 전립선암이 발생하는 것은 아닙니다. 다시 말해, 전립선비대증과 전립선암은 전혀 다른 질환으로 전립선비대증이 전립선암으로 변하지는 않습니다. 다만 전립선암의 증상이 전립선비대증의 증상과 비슷하고 증상이 없는 경우도 많으며, 전립선비대증과 전립선암이 같이 존재하는 경우도 많아 50세 이상의 남성이라면 1년에 한 번 정도 전립선암 검진을 받아 보는 것

이 좋습니다. 최근 우리나라도 식생활이 서구화되고 평균수명이 길어지면서 전립선암 발생도 매우 빠르게 증가하고 있는 상황입니다.

Q6 전립선비대증이 발기부전을 일으키나요?

A 먼저 전립선비대증과 발기부전의 관계를 살펴보면, 전립선 양쪽 후외측으로 발기에 작용하는 혈관과 신경이 지나갑니다. 전립선은 피막으로 싸여 있고 이 혈관과 신경은 피막 바깥으로 지나가기 때문에 전립선이 커지더라도 혈관과 신경을 누르는 일은 거의 없습니다. 그런데도 전립선비대증과 발기부전을 함께 호소하는 경우가 있는데, 이것은 두 질환 모두 노년기에 흔히 발생하므로 전립선비대증과 발기부전의 증상이 비슷한 시기에 나타나기 때문으로 생각됩니다. 또한 전립선비대증 때문에 소변 보기가 어려워지는 증상이 나타나면 심리적인 이유 때문에도 발기부전이 생길 수 있습니다. 소변줄기가 약해서 항상 불편하고, 밤에도 여러 차례 화장실을 가야 한다면 성관계를 가지고 싶은 마음조차 생기지 않을 것입니다. 그 외에 골반 안에 존재하는 근육, 혈관 및 신경계의 변화로 근육이 잘 이완되지 않아서 배뇨증상과 발기부전이 함께 나타날 수 있습니다. 또한 최근에는 대사증후군의 일환으로 발기부전과 전립선비대증의 증상이 발생한다는 연구도 있습니다.

Q7 전립선비대증 약 복용 후 사정이 안됩니다.

약을 끊어야 하나요? 약을 끊으면 다시 사정할 수 있나요?

A 전립선비대증의 약물치료로 흔히 사용되는 알파차단제는 전립선과 방광 부위의 평활근을 이완시키는데, 이와 관련하여 역행사정과 같은 사정장애가 나타날 수 있습니다. 역행사정은 사정액의 일부가 요도를 통해 바깥으로 배출되는 것이 아니라 방광으로 역류하는 것을 의미합니다. 특히 전립선비대증과 연관된 특정 수용체에 선택적으로 작용하는 약제가 그 빈도가 높은 편입니다. 그러나 일반적으로 생활의 질을 많이 떨어뜨리는 정도가 아니라면 약물 복용을 지속하거나 다른 약제로 교체할 것을 권합니다. 이는 약을 끊으면 전립선비대증으로 인해 생활의 질이 더 떨어지기 때문입니다. 역행사정이 있는 경우 사정액이 방광에 들어가면 건강에 좋지 않을 것이라고 걱정하는 사람들도 있는데, 나중에 소변 볼 때 함께 배출되므로 전혀 문제될 것이 없으며 역행사정이 있다고 해서 오르가슴에 어떤 영향도 미치지 않습니다. 그러나 만약 약제를 교체해도 지속되거나 사정장애가 생활의 질을 많이 떨어뜨린다면 복용을 중단해도 되며, 복용을 중단하면 대개 원상태로 회복이 됩니다.

Q8 전립선비대증에 발기부전 치료제가 도움이 될 수 있나요?

A 발기부전 치료제는 발기 조직인 해면체로 들어가는 혈관이 잘 늘어나도록 작용하여 해면체로 피를 많이 유입시켜 발기를 유도하

고 유지되도록 하는 작용을 합니다. 발기부전 치료제는 전립선과 방광의 근육에도 약하게 작용하여 근육을 이완시킬 수 있다는 연구 결과가 있습니다. 이렇게 전립선비대증으로 배뇨증상이 있는 사람이 발기부전 치료제를 복용하면 증상이 다소 좋아질 수 있다는 의견도 있습니다.

Q9 전립선비대증 수술 후에 발기부전이나 사정장애 등의 부작용이나 요실금이 생길 수 있나요?

A   전립선비대증의 정도에 따라 적합한 수술 방법을 결정하게 되는데, 방광요도경을 보면서 커진 전립선을 전기나 레이저로 절제해 주는 '경요도전립선절제술'과 '홀뮴레이저 전립선적출술'이 현재까지는 가장 보편적인 수술 방법입니다. 전립선비대증 수술의 경우 발기부전은 잘 발생하지 않습니다. 그러나 수술 과정에서 전립선 부위에 출혈이 발생하므로 지혈이 필요한데, 이때 전기로 출혈부분의 혈관을 지혈하는 과정이나 레이저로 절제하는 과정에서 발기 신경에 영향을 주어 발기능력 감소나 발기부전이 발생될 수도 있으나 매우 드문 편입니다. 오히려 배뇨증상이 개선되면서 성기능이 향상되는 경우도 있습니다.

반면 사정장애의 경우 전립선비대증 수술 후 발생할 수 있습니다. 이는 전립선이 사정에 관련된 사정관, 정낭, 정구 등과 연결되어 있으며, 자체적으로 사정액의 일부를 만들기도 하기 때문에 전립선을 많이 절제할수록 사정장애가 높은 빈도로 발생할 수 있습니다. 그러나 최근에는 사정장애를 최소화하는 새로운 수술법들이 개발되어 있으므로 환자의 상태나 선호도에 따라 수술 방법을 결정할 수 있습니다.

모든 전립선 수술 후에는 그동안 막혀 있던 부분이 없어지면서 소변 보기가 시원해지는 반면, 소변의 자제가 잘 안 되어 소변이 흐르는 요실금증상이 일시적으로 나타날 수 있습니다. 이 같은 요실금은 항문을 조였다가 풀었다가 하는 '골반근육운동(케겔운동)'으로 빠른 시일 내에 호전될 수 있습니다. 지속적으로 요실금이 나타난다면 방광 자체의 기능 문제로 볼 수 있습니다. 전립선비대증을 오래 앓다 보면 방광기능이 나빠져 방광이 스스로 아무 때나 수축하는 과민성 방광이 생길 수도 있습니다. 방광이 수축하는 과정에서 소변이 샐 수 있는데 이때 방광근육을 안정시키는 약물을 복용하면 증상이 호전될 수 있습니다.

Q10 전립선비대증이 심하면 혈뇨가 나오나요?

A   전립선비대증이 있다고 해서 무조건 혈뇨가 발생하지는 않습니다. 그러나 다른 원인 없이 전립선비대증 때문에 혈뇨가 보이는 경우가 가끔 있습니다. 전립선에는 미세한 혈관들이 많이 분포해 있습니다. 전립선이 커질수록 커진 전립선에 산소와 영양분을 공급하고 노폐물을 처리하기 위해 더 많은 혈관이 발달합니다. 혈관 중에서 정맥은 노폐물이 포함된 피를 심장 쪽으로 올려 보내는 작용을 하는데 동맥보다 탄력성이 떨어지고 약해서 터지기 쉽습니다.

전립선비대증 때문에 혈관이 많아지는데, 방광경부에 촘촘하게 분포해 있던 정맥 중의 일부가 소변을 보는 과정에서 터져 소변과 섞여 나오면서 혈뇨가 보이는 것입니다. 하지만 눈으로 보이는 혈뇨의 원인은 전립선 질환 외에도 요로결석, 비뇨기 암이 있는 경우, 콩팥의 혈관이상, 출혈성 방광염 등 다양하기 때문에 반드시 비뇨의학과에서 정밀검사를 받고 원인을 찾아서 치료를 받아야 합니다.

Q11 각종 매체에서 홍보하는 유로리프트라 말하는 전립선결찰술이 좋은 치료 방법인가요?

A   전립선결찰술은 전립선을 통과하는 요도를 중심으로 바깥쪽의 전립선 양쪽 부위를 결찰시키는 원리로 요도를 넓히는 수술을 의미합니다. 일반적으로 전립선비대증의 수술적 치료는 요도를 중심으로 바깥쪽의 전립선 부위를 절제해서 요도를 넓히게 됩니다. 전립선비대증이 심하지 않은 경우에는 결찰술과 절제술의 효과가 유사하지만, 전립선비대증이 심한 경우에는 절제술이 결찰술에 비해 효과가 좋습니다. 다만 전립선결찰술의 장점은 전립선절제술에 비해 사정장애가 매우 적다는 것입니다. 따라서 현재 전립선의 상태나 선호도에 따라 전립선결찰술이 적절한지, 전립선절제술이 적절한지가 달라질 수 있습니다.

Q12 과거에 새로운 치료 방법이라고 해서 특정 치료를 받았는데,
다시 재발했거나 효과를 보지 못했다면
치료 방법이 잘못된 것이 아닐까요?

A　의료는 자연과학이면서 사회과학입니다. 매 순간 거듭 발전
하는 것이 의학입니다. 예를 들면 유행이 지났지만 고장이 적고 사
용하기 편리하여 소비자들에게 꾸준히 사랑받는 생활용품들이 있
습니다. 마찬가지로 전립선 치료법 중 오랜 세월 동안 안전성이 입
증되었고 효과도 우수한 것으로 알려져 현재에도 선호되는 치료법
이 경요도전립선절제술입니다. 반면 가전제품이나 휴대전화 등의
경우, 사양이 수시로 바뀌고 그에 따라 고객들의 취향도 다양해집
니다. 따라서 소비자들이 취향에 따라 선택하는 경향이 있습니다.
전립선비대증 치료 방법 중에는 레이저를 이용한 치료와 최소 침습
수술이 이에 해당됩니다.

　　하지만 시간이 지나면 더 좋은 사양의 전자제품이 나올 것이
라 생각해서 지금 당장 필요한 물건을 오랫동안 기다리는 사람은
없을 것입니다. 기다리는 동안에 경제적·육체적·정신적·사회적
불편함 때문에 손해 보는 측면이 더 크기 때문일 것입니다. 치료법
역시 그 시대에 맞는 역할을 하고 완전히 사라지거나 새로운 치료
법에 의해 그 역할이 현저히 제한되는 것이라고 할 수 있습니다. 새
치료법 중 장점이 많은 치료는 의사나 환자가 선호하게 되어 오랫
동안 그 가치를 유지합니다. 따라서 의사는 치료하는 그 시점에서
최선의 선택을 했을 것입니다. 그러므로 과거에 특정 시술을 받아

서 효과를 보지 못했다고 그 치료법이 잘못된 것은 아닙니다. 또한 현시점에서 자신에 맞는 새로운 방법이 개발되어 있을 수 있으므로 다시 치료를 하는 것이 바람직합니다.

Q13 전신마취나 척추마취를 하기 부적합할 때는
어떤 수술 방법을 선택하는 것이 좋을까요?

A　전립선비대증은 고령에서 발생하는 질환이므로 심혈관 질환, 신경 질환, 당뇨 등을 비롯한 만성 질환을 동시에 가지고 있는 경우가 많아 적극적인 치료법을 선택하려고 해도 마취에 어려움이 있을 수 있습니다. 따라서 전신마취나 척추마취를 하기 어려운 경우에 수술법을 선택해야 한다면 현재 적절하고 현실적인 수술법은 국소마취로도 진행이 가능한 유로리프트, 즉 전립선결찰술과 같은 최소 침습 수술을 선택하는 것이 좋겠습니다.

Q14 항응고제를 복용하고 있고 장기간 중단하기 어려울 때는
어떤 치료법을 선택하는 것이 좋을까요?

A　수술적 치료가 적절한 환자라면 최소 침습 수술 중 하나를 선택하는 것이 좋습니다. 그러나 이런 시술법들이 비슷한 종류라고 해도 각각의 장단점이나 특성이 다양하고 각 의료기관에서 보유하고 있는 장비들이 다를 수 있으므로 비뇨의학과 전문의와 충분히 상의한 후 수술을 결정하는 것이 좋습니다.

Q15 역행사정을 피하려면 어떤 치료를 받는 것이 좋을까요?

A　최소 침습 수술이나 약물치료는 일반적인 수술적 치료에 비하여 역행사정이 적게 발생합니다. 대표적인 예로 전립선결찰술이 있습니다. 그러나 역행사정이 적게 발생하는 치료법들은 전립선비대증이 심한 경우 증상의 호전 측면에서는 상대적으로 효과가 떨어질 수 있습니다. 앞서 언급했듯이, 역행사정이 있는 경우에는 소변볼 때 함께 배출되므로 전혀 문제될 것이 없으며, 역행사정이 있다고 해서 오르가슴에는 영향을 미치지 않습니다.

Q16 전립선 건강에 도움이 되는 식품이나 운동 등,
　　　일상생활에서는 어떤 노력을 기울여야 하는지요?

A　과도한 음주와 흡연, 과도한 피로, 자극적인 음식 등은 전립선의 충혈과 부종 등을 야기하여 전립선비대증의 증상을 악화시킬 수 있으므로 이를 피하는 것이 좋습니다. 또한 장시간 운전 등으로 소변을 오랫동안 참게 되면 방광이 필요 이상으로 늘어나 배뇨기능이 악화되기 때문에 주의해야 합니다. 저녁에는 커피, 술, 음료 등을 마시지 않도록 합니다. 전립선에 도움이 된다고 알려진 식품은 브로콜리 등의 녹색 잎채소, 토마토, 마늘, 브라질너트 등의 견과류, 서양쐐기풀 등이 있습니다. 따뜻한 물로 좌욕이나 반신욕을 하는 것도 말초 혈액순환 개선에 도움이 됩니다.

Q17 전립선비대증 환자가 음주를 하면
배뇨가 잘 안 되는 이유는 무엇인가요?

A 음주를 하는 경우 방광의 수축력이 떨어지게 됩니다. 또한 과음을 하는 경우 술의 이뇨 작용으로 인해 단시간 내에 방광에 소변이 차게 됩니다. 이때 적절한 시기를 놓치면 방광이 지나치게 늘어나게 되고 방광의 근육까지 늘어나면서 수축력을 잃어버리게 됩니다. 전립선비대증 환자의 경우 소변이 지나가는 통로가 좁아져 있는데 방광이 수축력까지 잃게 되면서 소변을 잘 보지 못하고, 심한 경우 소변을 전혀 보지 못해 도뇨관을 통해 소변을 빼내는 경우가 발생하기도 합니다. 따라서 전립선비대증 환자라면 과도한 음주를 피해야 합니다.

Q18 소팔메토 등의 전립선 건강기능식품이 정말 효과가 있고
부작용은 없는지요?

A 소팔메토는 톱야자나무 열매에서 추출한 생리활성 물질로 우리나라에서는 건강기능식품으로 많이 소비되고 있습니다. 항염증 작용 등 전립선비대증 관련 증상을 개선시키는 효과가 있다고 알려져 있지만 이는 소수의 연구 결과일 뿐입니다. 소팔메토와 관련된 다수의 연구 결과를 종합적으로 분석해 보면, 소팔메토가 전립선비대증 관련 증상 개선에 유의한 효과가 없으며 전립선비대증을 치료하거나 전립선을 줄어들게 하는 효과는 없는 것으로 보입니다. 다만 부작용은 기타 약물에 비해 적으며 심각한 부작용은 알려져

있지 않습니다. 그러나 효과가 입증되지 않은 건강기능식품을 무리하게 복용할 필요는 없으며 오히려 전립선비대증의 진단이 지연되어 병을 키울 수 있다는 견해도 있습니다.

Q19 한방 치료에서 말하는 요도세척이나 침술, 뜸 등이 과연 전립선에 도움이 되나요?

A 전립선비대증으로 인해 고통받는 환자나 보호자들의 경우, 전립선에 도움이 되는 것이라면 검증이 되지 않았더라도 혹하는 마음을 가지게 됩니다. 한방 치료에서 말하는 요도세척이나 침술, 뜸 역시 마찬가지입니다. 몇몇 환자들에 대한 경험을 마치 모든 환자들에게 효과가 있는 것처럼 광고하기도 합니다. 그러나 이에 대해서는 대규모 연구가 이루어지지 않았으며, 한방 치료에서 전립선비대증에 도움이 된다고 홍보하는 대부분의 치료는 그 효과와 안정성이 입증되어 있지 않습니다. 도움이 됐다고 했던 환자의 몇몇 증례만을 토대로 한방 치료가 효과가 있다고 홍보하지만 이는 환자 본인을 위험에 빠뜨릴 수도 있으므로 경각심을 가지고 접근해야 합니다. 다만 침술요법에 대해서는, 2013년 및 2017년에 발표된 연구들에 따르면 중등도 이상의 전립선비대증 환자들에서 침술요법을 시행한 경우 그렇지 않은 경우에 비해 국제 전립선 증상점수 개선이 더 좋았다는 보고는 있습니다. 다만 배뇨 후 잔뇨량 감소 및 최대요속 증가 등에 대한 입증은 이루어지지 않았고, 대규모 임상연구도 이루어지지 않아 보다 많은 연구 데이터가 집적되고 발표되어

야 하겠습니다. 또한 이런 치료는 돌이킬 수 없는 부작용을 야기할 수도 있으므로 주의해야 하며, 전립선과 관련한 의학 상담은 비뇨의학과 전문의와 할 것을 권합니다.

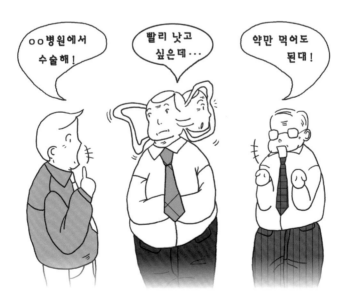

전립선염 Q&A

Q1 전립선염인지 확인하기 위해서는 어떤 검사를 하나요?

A 전립선액이나 전립선 마사지 후의 첫 소변 또는 정액에서 세균이 다량 검출된다든지, 백혈구가 증가해 있으면 전립선염으로 진단합니다. 배양검사에서 균이 자라면 세균성으로 진단하는데, 분자생물학적인 기법으로 과거 비세균성전립선염으로 진단되던 것이 세균성으로 진단되는 경향이 있습니다. 이 밖에 전립선염의 진단에 도움을 주는 검사로는 요배양검사, 전립선특이항원검사, 정액검사, 유전자PCR검사, 전립선초음파검사 등이 있습니다.

Q2 전립선염은 성관계를 통해 걸리는 성병인가요?

A 전립선염의 감염 경로 중에서 성관계는 흔한 감염 경로 중 하나입니다. 하지만 성관계 외에 다양한 경로를 통해 전립선염이 발병하는 경우도 많으며, 성적 경험이 전혀 없는 청소년에서 발병하는 경우도 있습니다. 성관계는 전립선염을 일으키는 감염 경로 중 하나일 뿐 주된 원인은 아니며, 성병으로 분류되지도 않습니다.

Q3 전립선염이 있으면 사정할 때 정액에서 피가 나올 수 있나요?

A 사정할 때 피가 나오는 것을 '혈정액증'이라고 하며, 이는 사정액에 혈액이 혼입되어 정액이 암갈색으로 보이는 것입니다. 현재

까지는 정낭, 전립선, 요도의 비특이적 염증이 주된 원인으로 알려져 있으며 이 때문에 점막자극 및 충혈, 부종이 야기되어 출혈이 일어나게 됩니다. 혈정액증은 대부분 양성 질환이 원인이므로 치료에 잘 반응하며 예후가 양호합니다. 특히 상당수는 일정 기간 후에 자연 소실될 수 있습니다. 하지만 수 주 이상 지속되는 혈정액은 전립선 및 정낭 내 결석, 정낭 낭종 및 전립선암 등이 원인일 수 있으므로 반드시 비뇨의학과에서 정밀검사를 받아야 합니다.

Q4 전립선염이 있는 상태에서 성관계를 한다면 부인에게 전염되나요?

A 요도염을 앓은 적이 있거나 최근에 부적절한 성관계를 한 적이 있다면 성병균에 감염되었을 수 있기 때문에 정확한 세균검사를 해 보는 것이 좋습니다. 하지만 소변검사에서 세균이 음성인 경우는 염증이 전립선에만 국한되어 있으므로 부인에게 옮길 가능성은 거의 없으므로 성관계를 갖는 데에는 아무 문제가 없습니다. 또한 전립선염이 있다고 해서 정자의 이상으로 기형이 발생하지는 않으므로 임신 및 기형아 발생과는 무관합니다.

Q5 전립선염이 전립선비대증이나 전립선암으로 진행할 수 있나요?

A 전립선염과 전립선비대증 및 전립선암 간의 연관성은 아직까지 정확하게 밝혀지지 않았습니다. 일부 연구에서 전립선염과 전립선암이 연관성이 있다고 보고되고 있는데, 아직까지는 이 같은

연구 결과가 확실히 입증되지 않았으며 이에 대한 많은 연구가 진행 중이므로 좀 더 지켜볼 필요가 있습니다. 하지만 노인이나 전립선비대증이 아주 심한 환자들에서는 전립선비대증으로 생긴 요저류 때문에 전립선염이 발생할 수 있습니다.

Q6 전립선염을 치료했음에도 불구하고 완전히 낫지 않고 계속 재발하는 이유는 무엇인가요?

A 환자의 대부분은 전립선염이 재발하는데 이는 재발의 원인을 아직까지 밝히지 못하고 있기 때문입니다. 따라서 근본적인 치료 방법이 아직 없으며 전립선염의 증상 정도를 줄이고 재발 횟수를 줄이는 것이 치료의 목적입니다. 전립선은 약물이 쉽게 잘 통과하지 못하는 구조를 가지고 있고 효과가 있는 항생제가 제한되어 있어 상당 기간 지속적으로 치료해야 합니다. 소변의 역류를 방지하는 전립선관의 자동개폐장치가 파괴되어 있으면 반복적으로 전립선관 내로 소변이 역류하여 치료 후에도 재발할 수 있습니다. 또한 전립선염을 일으키는 원인균을 알 수 없는 경우가 있습니다. 클라미디아, 유레아플라스마, 마이코플라스마, 트리코모나스 같은 균은 일반 항생제로는 치료가 잘 되지 않으므로 정확한 균주검사와 검출된 균주에 대해 가장 효과적인 항생제치료가 필요합니다. 그 외에도 꾸준한 약물치료를 참아 내지 못하는 조급한 성격, 항생제의 무분별한 선택과 남용, 과음과 과로, 파트너의 빈번한 감염 등이 재발 원인으로 알려져 있습니다.

Q7 전립선염이 있으면 술, 담배를 하면 안 되나요?

A 술을 드신 후에는 증상이 악화되는 경우가 많습니다. 또한 반복적인 전립선염과 염증 지속은 만성적인 전립선염을 유발하게 됩니다. 한편 치료 기간 동안 약물을 복용하면서 술을 마시는 경우도 있는데 치료 중에는 반드시 금주해야 합니다. 술과 약을 같이 복용하는 것은 약물의 독성을 증가시키므로 몸에 해롭습니다. 담배는 그다지 영향을 미치지 않는 편이지만 흡연이 전신혈관의 염증 요인과 각종 암의 원인이 되므로 금연하는 것이 좋습니다.

Q8 반신욕이나 좌욕이 전립선염 치료에 효과가 있나요?

A 온좌욕은 전립선과 회음부의 근육을 이완시켜 통증을 완화하고 염증 분비물의 배설을 촉진하며 혈액순환을 증가시켜 전립선 세포 내로의 산소 분압을 높여 근세포의 회복을 돕고 부종을 감소시킵니다. 40℃ 정도의 따끈한 물에 앉은 자세로 항문을 담그는데 이런 찜질을 자기 전에 5~10분 정도 하는 것이 좋습니다. 온좌욕은 방광과 전립선 부위의 긴장감을 풀어 주고 전립선 혈류를 증가시켜 약물의 침투 효과를 높여 줍니다.

반신욕도 하반신의 혈액순환을 원활하게 해 주어 간접적으로 배뇨증상 완화에 효과가 있습니다. 시간이 부족하거나 집에서 간단히 하고 싶을 때는 샤워기를 이용해 항문과 회음부를 온수로 약 5분 정도 마사지하거나 세숫대야에 온수를 받아서 회음부를 담그는 것이 좋습니다.

Q9 전립선염의 증상에는 어떤 것들이 있나요?
허리 통증도 관련이 있나요?

A 증상은 환자마다 차이가 있을 수 있으나 대체적으로 배뇨곤란, 요절박, 빈뇨, 야간뇨 등의 방광자극증상, 고환과 항문 사이(회음부)·음경 끝 및 고환 부위 또는 아랫배의 통증이나 불쾌감, 사정 시 또는 성관계 후의 통증이나 불쾌감, 성욕 감퇴, 발열(급성 염증인 경우), 오한, 배뇨통, 권태감 등이 나타납니다. 그리고 과음, 과로, 스트레스, 과격한 성행위, 차를 오래 타거나 장시간 앉아서 일을 한 후에는 증상이 악화될 수 있습니다. 전립선염이 장기화되면 다른 골반동통을 유발하는 질환과 비슷하게 신경병증 동통 기전에 의한 여러 부위에 동통을 느낄 수 있습니다. 따라서 장기화된 전립선염 병력이 있다면 발생 가능성이 높습니다. 다만 정형외과나 신경외과 진료를 통해 허리 통증을 유발하는 질환을 배제해야 합니다.

Q10 전립선염이 발기부전이나 조루와 관련이 있나요?

A 전립선염에 의한 회음부 통증, 음경 끝 또는 고환의 통증이 성욕을 감퇴시킬 수 있으며, 때로는 발기능력 감소, 사정통증 등의 성기능 이상이 약 10% 정도에서 나타날 수도 있습니다. 또한 사정이 빨라질 수도 있는데 이는 전립선염증상들로 인해 심리적으로 위축되어 나타나는 증상으로 전립선염이 빠른 사정의 직접적인 원인이라고 보기는 어렵습니다. 일반적으로 전립선염 환자의 성생활은 정상인의 성생활과 큰 차이가 없다고 알려져 있습니다. 또한 전립선

염 치료를 해서 성기능이 개선되었다는 보고도 있어 너무 조급하게 생각하지 말고 긍정적인 태도로 전립선염 치료를 받기를 바랍니다.

Q11 전립선염을 악화시킬 수 있는 요인에는 어떤 것들이 있나요?

A 과도한 음주와 흡연, 과도한 피로, 스트레스 등은 면역력 약화를 야기하므로 전립선염의 증상을 악화시킬 수 있어 이를 피하는 것이 좋습니다. 항생제의 무분별한 선택과 남용, 파트너의 빈번한 감염, 비만 등이 악화 요인으로 알려져 있습니다. 또한 무리하게 장시간 자전거를 타는 경우 전립선에 자극이 되어 염증 등이 악화될 가능성도 있으므로 휴식을 취하며 타는 것이 좋습니다.

Q12 전립선염으로 항생제를 오래 먹어도 문제 없나요?
부작용이 걱정됩니다.

A 앞에서 언급했듯이, 전립선은 약물이 쉽게 잘 통과하지 못하는 구조를 가지고 있고 효과가 있는 항생제가 제한되어 있어 상당 기간 지속적으로 치료하는 경우가 많습니다. 만성세균성전립선염의 경우 8주까지 항생제를 투여하기도 합니다. 이로 인해 장기 복용으로 인한 부작용을 걱정하는 경우가 종종 있습니다. 그러나 이는 약제 자체에 대한 부작용이며, 약을 단기간 복용하더라도 부작용이 나타날 수 있습니다. 항생제를 남용하는 것이 아니라면, 전립선염에 대한 항생제 복용은 크게 문제 되지 않는 경우가 대부분입니다. 항생제로 인해 부작용이 나타나는 경우 이를 대체할 수 있는

항생제가 있으므로 치료 중 부작용 발생 시 처방 받은 병원에 내원하여 상담 후 다른 약제로 교체할 수 있습니다. 또한 부작용이 경미하다면 부작용으로 인한 증상을 완화해 줄 약제를 추가로 처방 받으면 도움이 될 수 있습니다.

전립선암 Q&A

Q1 전립선암의 초기 증상은 무엇인가요?

A 전립선암은 초기에는 아무런 증상이 없는 경우가 많고, 증상이 나타날 때에는 이미 꽤 진행된 경우가 많습니다. 전립선암이 커지는 경우 배뇨곤란증상이 나타날 수 있기 때문에 갑자기 소변이 잘 나오지 않거나 소변줄기가 가늘어지면 전립선비대증뿐만 아니라 전립선암도 의심해 보아야 합니다. 하지만 대부분의 전립선암 환자는 진단된 후에도 배뇨곤란증상이 나타나지 않는데, 이는 전립선암이 주로 전립선 바깥쪽으로 커지고 전립선 안쪽으로는 매우 느리게 자라 병이 상당히 진행될 때까지도 요도를 누르지 않아 배뇨곤란증상이 거의 없기 때문입니다.

간혹 전립선암이 정액의 배출구인 사정관을 침범하는 경우 정액에서 피가 나오기도 합니다. 또한 전립선암이 전립선피막을 넘어 진행되는 경우 전립선 바깥쪽에 있는 음경 발기를 담당하는 신경을 침범하면 발기부전이 나타날 수 있습니다.

Q2 젊은 사람도 전립선암에 걸릴 수 있나요?

A 전립선암은 연령이 높아질수록 증가하는 암입니다. 일반적으로 40세 이하에서 전립선암은 드물고, 50세 이상에서 급격히 증가하여 60대에서 80대까지 발생률이 나이에 비례하여 증가하는 암으

로 알려져 있습니다. 하지만 전립선암과 관련된 유전 요인이 있으면 젊은 사람에서도 전립선암의 발생 확률이 높아집니다. 유전으로 인한 전립선암은 55세 미만에서 발생하는 전립선암 중 약 45%를 차지할 정도로 비율이 높습니다. 전립선은 남성에만 존재하는 기관이기 때문에 부계의 가족력만 생각하기 쉬운데 전립선암과 관련된 유전인자가 상염색체에 존재하기 때문에 모계의 가족력도 함께 생각해야 합니다.

Q3 비만이 전립선암의 원인이 되나요?

A 비만은 호르몬의 대사에 영향을 주고 세포에 대한 산화스트레스를 증가시켜 전립선암의 발병위험을 높인다고 알려져 있습니다. 비만의 원인으로 꼽히는 동물성 지방의 섭취 증가는 남성호르몬 수치를 높여 전립선암의 원인이 될 수 있으므로 전립선암을 예방하는 식습관으로 섬유질 섭취를 늘리고 동물성 지방을 줄이도록 권장하고 있습니다. 또한 운동요법을 통한 비만 치료는 전립선암의 발병위험을 감소시킨다고 알려져 있습니다.

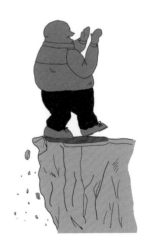

최근 연구에 의하면 비만은 전립선암의 위험성을 약 44% 정도 증가시키며 전립선암의 사망률도 증가시키는 것으로 보고되었습니다. 그러므로 비만을 줄이는 식이요법 및 적당한 운동으로 체중을 조절하는

것을 권장하고 있습니다.

Q4 전립선암 환자는 식생활을 어떻게 하는 것이 좋을까요?

A 일반적으로 다른 암과 비슷하다고 생각하면 됩니다. 고칼로리, 고단백, 고지방의 식단을 피하고, 토마토, 채소, 콩, 녹차, 마늘 등의 식품과 각종 비타민을 충분히 섭취하는 것이 좋습니다. 특히 탄 음식은 삼가는 것이 좋습니다. 물론 식단을 바꾼다고 하더라도 당장은 이미 진단된 전립선암 환자의 예후에 큰 영향을 주기는 어렵습니다. 그러나 최소한 나쁘다고 알려진 식품보다는 좋은 영향을 주는 식품이 조금이라도 도움이 될 수 있습니다. 그러나 이런 식품들의 암 예방 효과가 과학적으로 충분히 입증된 바는 거의 없습니다. 식품으로 암을 예방한다는 것은 단기간 내에 입증되기도 어려울 뿐더러 식사도 일괄적으로 취급하기가 불가능합니다. 그러므로 맹신은 금물입니다.

또 한 가지 덧붙인다면 수술이나 스트레스가 가중되는 치료를 받는 환자, 진행된 암으로 쇠약해진 환자들은 회복될 때까지 각종 식품을 충분히 섭취하는 것이 좋습니다. 전신상태에 영향을 줄 수 있는 음식 조절은 노인에게 이롭지 않습니다.

Q5 전립선암은 가족력이 중요한가요?
그렇다면 전립선암은 유전되나요?

A 전립선암에도 유전성이 있습니다. 인종에 따라 전립선암의

발병률이 현저하게 다른 것은 이에 대한 매우 유력한 증거입니다. 아시아인은 전립선암의 발병률이 가장 높은 흑인보다 발병률이 약 1/3 정도밖에 되지 않습니다. 가까운 가족이 전립선암을 가지고 있는 경우 전립선암의 발병률은 높아지는데, 아버지 또는 아들이 전립선암이 있다면 전립선암의 위험도는 일반인의 2배 정도입니다. 여러 유전적인 요인을 종합해 볼 때, 유전되는 전립선암은 전체 전립선암의 약 10% 정도이며, 나머지 90%는 유전과는 크게 관계없는 것으로 알려져 있습니다. 요컨대 전립선암은 유전성이 있지만 유전성 전립선암이 차지하는 비율은 그리 높지 않다고 할 수 있습니다. 그러나 가까운 가족 중 전립선암이 있다면 주의를 기울이는 것이 좋겠습니다.

Q6 전립선비대증으로 10년 전 내시경수술을 받았습니다. 이런 경우 전립선암에 걸리지 않나요?

A 전립선비대증 치료에서 전립선절제술을 시행한다는 것은 전립선 전체를 제거한다는 것이 아니고 요도를 압박하고 있는 커진 전립선만을 제거하는 것입니다. 전립선암은 전립선비대증 수술 부위 외의 다른 부위에서 더 많이 발생합니다. 따라서 전립선절제술을 받은 환자라도 수술 후 전립선특이항원검사를 해야 하고, 다른 환자와 마찬가지로 1년에 1회 정도 전립선특이항원검사와 직장수지검사를 받는 것이 좋습니다.

Q7 전립선암 검사는 언제 하는 것이 좋습니까?

A 전립선특이항원은 현재까지 밝혀진 종양 지표 중 종양을 예측할 수 있는 가장 훌륭한 지표입니다. 전립선특이항원은 일반적으로 4ng/mL 이하가 정상입니다. 전립선특이항원 수치가 4ng/mL 이상이면 전립선암일 가능성이 25~30%이며, 10ng/mL 이상이

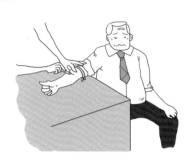

면 약 50%로 알려져 있습니다. 이를 근거로 50세 정도에 혈액을 채취해 전립선특이항원검사를 받고 비뇨의학과 전문의로부터 직장수지검사를 받을 것을 권장합니다. 그리고 이상이 없어도 1년에 한 번씩은 검진을 받는 것이 좋습니다. 만약 가족 중에 전립선암 환자가 있으면 40세부터 검사를 받는 것이 좋습니다.

Q8 전립선특이항원 수치가 높으면 전립선암일까요?

A 전립선특이항원 수치는 암인 경우에도 상승하지만 전립선염, 전립선비대증, 급성요저류, 외상(예: 자전거 오래 타기) 등에 의해서도 상승할 수 있습니다. 전립선특이항원이 상승한 환자의 30%에서 조직검사를 시행한 결과 약 75~80%가 암이 아닌 것으로 보고된 결과도 있습니다. 따라서 수치가 높다고 하더라도 비뇨의학과 의사는 여러 요인을 분석한 후에 조직검사 시행 유무를 판단하게 됩니다.

Q9 전립선특이항원 수치가 높아서 조직검사를 받았지만 다행히 암이 아니라고 합니다. 이후 추적관찰이 필요한가요?

A 네. 전립선조직검사라는 것이 전립선 전체를 떼어 내는 것이 아니고 무작위로 조직 일부를 채취하는 것이므로, 조직검사 결과 가 음성이더라도 전립선암이 의심되면 일반적인 건강검진보다는 자주 주기적으로 혈액검사를 해야 합니다. 첫 조직검사에서 암이 진단되지 않더라도 조직검사를 다시 했을 때 암이 진단되는 경우가 있기 때문입니다. 또한 전립선특이항원 수치가 계속 높다면 2차 조 직검사를 고려해 볼 수 있습니다.

Q10 전립선조직검사 이후 발생 가능한 합병증은 무엇인가요?

A 조직검사 후에 흔히 발생하는 합병증에는 정액에 혈액이 섞여 나오는 혈정액증, 소변에 혈액이 섞여 나오는 혈뇨, 대변에 혈액이 섞여 나오는 혈변, 급성전립선염으로 인한 고열, 부고환염, 요저류 등이 있습니다. 그러나 거의 모두 일시적인 현상이며 치료가 필요 한 경우는 매우 적지만 드물게 심한 감염이 발생해 패혈증이 올 수 있습니다. 만약 검사 후 고열이 발생한다면, 지체 없이 병원에 내원 하여 충분한 항생제치료를 받아야 합니다. 또한 합병증을 최소화 하기 위하여 만성 질환으로 투약 중인 약제가 있는 경우 담당의사 에게 미리 말해야 하며, 병원에 내원할 때는 복용 중인 약제나 처방 전 등을 가지고 가서 보여 주는 것이 좋습니다. 특히 출혈과 관계가 깊은 아스피린이나 항응고제 등은 약제에 따라 5~7일 정도 중단한

후 조직검사를 받아야 합니다. 따라서 해당 질병의 담당 의사와도 사전에 협의가 필요합니다.

Q11 전립선암의 검사 방법으로 자기공명영상MRI검사가 조직검사를 대체할 수 있나요?

A   아직까지 MRI검사가 조직검사를 대체하지는 못합니다. 최근에는 자기공명영상을 적극적으로 이용하여 전립선조직검사 결과 암이 발견되지 않았음에도, 전립선특이항원 수치가 계속 높은 환자의 경우 조직검사 전 MRI를 촬영하여 전립선 내의 암이 의심되는 부위에 대해 표적 조직검사를 하여 전립선암의 진단율을 높이기도 합니다. 특히 다인자자기공명영상을 이용하는 경우에는 전립선 영상 보고 및 자료 시스템Prostate Imaging Reporting And Data System; PI-RADS을 통해 전립선암의 평가를 보다 객관화할 수 있으며 임상적으로 의미 있는 전립선암의 진단에 도움이 됩니다.

Q12 전립선암 수술 후 소변을 참지 못하는 요실금이 발생할 수 있다는데 어떻게 해야 할까요?

A   전이가 없는 국소 전립선암은 수술로 완치될 수 있습니다. 그러나 전립선이 방광 바로 아래에 있어서 수술 후 부득이하게 요실금이 발생할 수 있습니다. 근치전립선절제술을 받은 대부분의 환자에서 수술 직후 요실금은 발생하지만 시간이 경과함에 따라 점차 회복됩니다. 최근 로봇수술을 이용한 수술 방법이 발전하여 요실

금의 발생률이 크게 개선되었지만, 아직까지 완전히 예방할 수 있는 방법은 없다고 알려져 있습니다.

수술 후 발생하는 요실금에는 항문을 조였다가 풀어 주는 골반근육운동(케겔운동)이 도움이 됩니다. 또한 수분 섭취를 줄이고 카페인 섭취를 줄이는 것도 한 가지 방법입니다. 요실금은 3~6개월 지속될 수 있으며 1년 후에는 90%의 환자에서 요실금이 회복되는 것으로 알려져 있어, 충분한 시간을 가지고 기다린다면 좋은 결과를 기대할 수 있습니다. 대부분 어느 정도의 요실금에 대해서는 약물치료로 많은 호전을 보이지만, 충분한 시간이 지나도 심한 요실금이 지속된다면 인공 요도조임근 삽입 등의 수술적 치료를 고려할 수도 있습니다.

Q13 수술적 치료 중 로봇수술의 장점은 무엇인가요?

A 로봇수술은 사용하는 트로카 기구 하나당 5~12mm 길이로 피부를 절개하는 최소 침습 수술로 개복수술에 비해 수술 후 통증이 적고 회복이 빠릅니다. 또한 기존의 복강경수술과 비교해도 로봇팔을 체내에 유치시킨 후 시술자가 앉아서 원격조정기계를 이용해 로봇팔을 조작하여 수술하기 때문에 정밀한 수술이 가능합니다. 수술 시야는 3차원 입체영상이고 10배 이상으로 확대되어 혈관 및 신경들을 보존하는 데 용이하며, 근치전립선절제술의 합병증인 출혈, 직장 손상, 요관 손상, 골반림프종, 수술 부위 감염 등을 줄일 수 있습니다. 또한 수술 후 후기 합병증으로 발생하는 요실금과 발

기부전도 감소한다고 알려져 있습니다.

Q14 전립선암으로 근치전립선절제술을 받은 후
발기부전을 줄일 수 있는 방법은 무엇인가요?

A   최근에는 신경보존 방법과 로봇수술 등 수술 방법이 발전하여
성기능 장애 발생률이 크게 개선되었으나, 아직도 이런 합병증을
완전히 예방할 수 있는 방법은 없습니다. 수술 후 발생하는 발기부
전의 회복은 환자의 나이 및 수술 전의 발기능력과 연관이 있으며,
대개 서서히 자연회복이 됩니다. 신경보존 방법으로 수술을 받은
환자 중 약 86%가 평균 18개월 내에 자연적으로 회복하므로 환자
와 의사의 꾸준한 인내와 치료가 필요합니다. 만일 발기능력의 자
연 회복이 충분하지 못하다면 경구용 발기부전 치료제, 진공물리
기구 등을 이용한 재활치료가 도움이 됩니다.

Q15 먹는 항암제(항남성호르몬제)의 부작용은 무엇인지요?

A   먼저 항암제라는 용어보다 항남성호르몬제가 정확한 표현입
니다. 따라서 항암제에서 흔히 나타나는 부작용과는 매우 다릅니
다. 진행된 전립선암은 남성호르몬인 테스토스테론 자극에 의해
악화되기 때문에 남성호르몬의 생성을 억제하는 항남성호르몬제
를 복용합니다. 항남성호르몬제를 복용하면 여성호르몬인 에스트
로겐 수치가 증가하고, 고환의 테스토스테론 생성이 억제되어 전
립선암의 진행을 억제하는 효과를 나타냅니다. 이 과정에서 나타

나는 대표적인 부작용은 골다공증, 안면홍조, 발기부전, 성욕 감퇴, 인지기능 저하, 근육 감소 및 체지방 증가, 여성형 유방, 빈혈 등입니다.

Q16 전립선암이 전이되어 약물치료를 하고 있습니다.
한겨울에도 식은땀이 나서 잠을 설칠 때가 많습니다.
왜 이런 증상이 생기는 것인가요?

A 전이 전립선암의 치료에 흔히 사용되는 남성호르몬 차단치료는 몇 가지 부작용을 가지고 있습니다. 그중 안면홍조 등은 환자들의 삶의 질을 저하시킵니다. 원인은 아직 정확히 밝혀지지 않았습니다만, 체위의 변화, 뜨거운 음식 복용, 온도 변화로 인하여 증상이 발생할 수 있습니다. 대개는 시간이 지나면 좋아지나 그렇지 않은 경우도 많아 일반적이지는 않지만 여성호르몬을 투여하거나 스테로이드성 항남성호르몬 제제를 투여하기도 합니다.

Q17 암으로 진단되면 치료비가 줄어든다는데
어떻게 해야 혜택을 받을 수 있나요?

A 2010년부터 3대 중증 질환 환자의 본인 부담률이 5%로 줄어들었습니다. 3대 중증 질환은 암, 심장 질환, 뇌혈관 질환입니다. 암으로 진단을 받으면 해당 병원에서 등록할 수 있습니다. 그러나 일부 비급여 항목에 대해서는 혜택을 받지 못할 수 있습니다.

찾아보기

제 4 판
전립선 바로알기

초 판 1쇄 펴낸날 2006년 5월 18일
개정판 1쇄 펴낸날 2009년 9월   3일
제 3 판 1쇄 펴낸날 2014년 3월   8일
제 4 판 1쇄 펴낸날 2023년 3월   4일

편저자 | 대한전립선학회
펴낸이 | 김시연

편집 | 강영혜
디자인 | 최정희

펴낸곳 | (주)일조각
등록 | 1953년 9월 3일 제300-1953-1호(구 : 제1-298호)
주소 | 03176 서울시 종로구 경희궁길 39
전화 | 02-734-3545 / 02-733-8811(편집부)
       02-733-5430 / 02-733-5431(영업부)
팩스 | 02-735-9994(편집부) / 02-738-5857(영업부)
이메일 | ilchokak@hanmail.net
홈페이지 | www.ilchokak.co.kr

ISBN 978-89-337-0817-0   03510
값 23,000원

* 편저자와 협의하여 인지를 생략합니다.